《脊柱伤病1000个为什么》丛书 ｜ 总主编　韦以宗

第十分册

腰椎滑脱

48 个为什么

主编　高　腾　陈剑俊　吴　宁

U0307942

中国中医药出版社
·北　京·

图书在版编目（CIP）数据

腰椎滑脱 48 个为什么 / 高腾，陈剑俊，吴宁主编 . —北京：中国中医药出版社，2019.6

（脊柱伤病 1000 个为什么）

ISBN 978 – 7 – 5132 – 5489 – 2

Ⅰ.①腰… Ⅱ.①高… ②陈… ③吴… Ⅲ.①腰腿痛 – 防治 – 问题解答 Ⅳ.① R681.5–44

中国版本图书馆 CIP 数据核字（2019）第 040584 号

中国中医药出版社出版

北京经济技术开发区科创十三街 31 号院二区 8 号楼

邮政编码 100176

传真 010-64405750

廊坊市晶艺印务有限公司印刷

各地新华书店经销

开本 880 × 1230 1/32 印张 3.25 字数 54 千字

2019 年 6 月第 1 版 2019 年 6 月第 1 次印刷

书号 ISBN 978 – 7 – 5132 – 5489 – 2

定价 29.80 元

网址 www.cptcm.com

社 长 热 线 010–64405720

购 书 热 线 010–89535836

维 权 打 假 010–64405753

微信服务号 zgzyycbs

微商城网址 https://kdt.im/LIdUGr

官 方 微 博 http://e.weibo.com/cptcm

天猫旗舰店网址 https://zgzyycbs.tmall.com

如有印装质量问题请与本社出版部联系（010-64405510）

版权专有 侵权必究

《脊柱伤病1000个为什么》丛书
编委会

总主编	韦以宗
第一分册主编	梁倩倩　李晨光
第二分册主编	安　平　谭树生　郭勇飞
第三分册主编	杨宗胜　郑黎光　陈世忠
第四分册主编	张盛强　关宏刚
第五分册主编	王秀光　王慧敏
第六分册主编	林远方　康　雄　林　峰
第七分册主编	张　琥　赵　帅
第八分册主编	韦春德　应有荣　王　刚
第九分册主编	梅　江　王云江　韦松德
第十分册主编	高　腾　陈剑俊　吴　宁
第十一分册主编	任　鸿　戴国文
第十二分册主编	田新宇　杨书生
第十三分册主编	王　松　张汉卿　张国仪
第十四分册主编	陈文治　吴树旭
第十五分册主编	潘东华　林廷文
学术秘书	王秀光（兼）　杨淑雯　韦全贤
评审专家	（按姓氏笔画排序）
	王秀光　韦春德　李俊杰　吴成如
	邹　培　陈文治　林远方

第十分册
《腰椎滑脱48个为什么》
编委会

总 主 编　　韦以宗

主　　编　　高　腾　陈剑俊　吴　宁

副 主 编　　李明亮　魏文广　吴　波　　王丽英

　　　　　　林明仪（中国台北）

编　　委　　（按姓氏笔画排序）

　　　　　　王云法　王文远　韦世德　李　健

　　　　　　林建南　金理柜　胡　礼　胡卫成

　　　　　　高　尚　董成伟

绘　　图　　高　尚　江丽娟

图片编辑　　高　腾

评审专家　　林远方　韦春德　王秀光

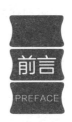

　　《脊柱伤病1000个为什么》是一套科普作品，向大众普及人体脊柱解剖结构、运动功能、运动力学知识及常见脊柱伤病的病因病理和诊断治疗、功能锻炼、预防养生的基本知识，共15分册，即《脊柱解剖名词120个为什么》《脊柱运动与运动力学100个为什么》《脊椎错位是百病之源70个为什么》《脊椎骨折80个为什么》《颈椎病86个为什么》《椎间盘突出84个为什么》《胸背痛30个为什么》《青少年脊柱侧弯64个为什么》《腰椎管狭窄症54个为什么》《腰椎滑脱48个为什么》《下腰痛30个为什么》《青年妇女腰胯痛30个为什么》《脊椎骨质疏松54个为什么》《脊柱保健练功100个为什么》《脊柱食疗保健50个为什么》。

　　2016年10月25日，中共中央国务院发布《健康中国2030规划纲要》指出："大力发展中医非药物疗法，使其在常见病、多发病和慢性病防治中发挥独特作用。""到2030年，

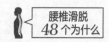

中医药在治未病中的主导作用……得到充分发挥。"^①

新版《中华人民共和国职业大典》新增的专业——中医整脊科，正是以"调曲复位为主要技术"的非药物疗法。该学科对人类脊柱运动力学的研究，揭示的脊柱后天自然系统，将在防治脊柱常见病、多发病和慢性病以及治未病中起到独特作用和主导作用。

一、脊柱与健康

当前，颈腰病已严重威胁人类的健康，世界卫生组织已将颈椎病列为十大危害人类健康之首。据有关资料表明，颈腰病年发病率占 30%。在老年人疾病中，颈腰病占 43%，并波及青少年。据调查，有 18.8% 的青少年颈椎生理曲度消失、活动功能障碍。

脊柱可以说是人体生命中枢之一，它包括了人体两大系统，即骨骼系统的中轴支架和脊髓神经系统。除外自身疾病，人体的器官（除大脑之外）几乎都受脊髓神经系统的支配。所以，美国脊骨神经医学会研究证明，人体有 108 种疾病是脊椎错位继发。

① 《中国中医药报》2017 年 8 月 7 日发表的"中医整脊学：人类脊柱研究对健康的独特作用"。

当今，危及人类生命的肿瘤与癌症，一般多认为是免疫功能障碍所致。中医学将人类的免疫功能称为"阳气"，"阳气者，若天与日，失其所，则折寿而不彰"（《素问·生气通天论》）。而位于脊柱的督脉总督阳经，是"阳脉之海"（《十四经发挥》）。可见，脊柱损伤，不仅自身病变，而且骨关节错位，导致脊神经紊乱而诱发诸多疾病。脊椎移位，督脉受阻，阳气不彰（免疫功能下降），可导致危及生命的病症。因此，脊柱的健康也是人体的健康。

二、中医整脊学对人类脊柱的研究

中医对人体生命健康的认知，是"道法自然""天人合一"的，对脊柱的认识是整体的、系统的、动态的。伟大的科学家钱学森说过："系统的理论是现代科学理论里一个非常主要的部分，是现代科学的一个重要组成部分。而中医理论又恰恰与系统论完全融合在一起。"系统论的核心思想是整体观念。钱学森所指的中医系统论，不仅仅局限在人体的系统论，更重要的是天人合一的自然整体观。

系统在空间、时间、功能、结构过程中，没有外界特定干预，这个系统是"自然组织系统"，又称"自组织系统"。人体生命科学的基本概念是"稳定的联系构成系统的结构，

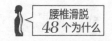
保障系统的有序性"。美国生理学家 Cannon 称为生命的稳态系统，即人体是处在不断变化的外环境中，机体为了保证细胞代谢的正常进行，必须要求机体内部有一个相对稳定的内环境。人类脊柱稳态整体观，表现在遗传基因决定的脊柱骨关节系统、脊髓脊神经系统和附着在脊柱的肌肉韧带系统的有序性。

我们将遗传基因决定形成的系统，称为"脊柱先天自然系统"，即"先天之炁"。如果说，脊柱先天自然系统是四足哺乳动物共同特征的话，中医整脊学对人类脊柱的研究，则揭示了人类特有的"脊柱后天自然系统"，即"后天之气"。

中医整脊学研究证明，人类新生儿脊柱与四足哺乳动物脊柱是一个样的，即没有颈椎和腰椎向前的弯曲。当儿童 6 个多月坐立后，出现腰椎向前的弯曲（以下简称"腰曲"）；当 1 周岁左右站立行走后，颈椎向前的弯曲（以下简称"颈曲"）形成。颈曲和腰曲形成至发育成熟，使人类的脊柱矢状面具备 4 个弯曲——颈曲、胸曲、腰曲和骶曲。这四个弯曲决定了附着脊柱的肌肉韧带的序列，椎管的宽度，脊神经的走向，脊柱的运动功能，乃至脏腑的位置，这是解剖生理的基础。特别是腰曲和颈曲，是人类站立行走后功能决定形态的后天脊柱自然系统组成部分。中医整脊学称之为"椎曲论"，即颈腰椎曲是解剖生理的基础、病因病理的表现、诊断的依据、治疗的目标和疗效评定的标准，是中医整脊科的核心理论之一。

中医整脊学对人类脊柱研究发现另一个后天自然系统，是脊柱四维弯曲体圆运动规律。人类站立在地球上，脊柱无论从冠状面或矢状面都有一中轴线——圆心线。颈椎前有左右各一的斜角肌，后有左右各一的肩胛提肌和斜方肌；腰椎前有左右各一的腰大肌，后有左右各一的竖脊肌。这四维肌肉力量维持脊柱圆运动，维持系统的整体稳态。

由于系统是关联性、有序性和整体性的，对于脊柱整体而言，腰椎是结构力学、运动力学的基础。腰椎一旦侧弯，下段胸椎反向侧弯，上段胸椎又转向侧弯，颈椎也反侧弯；同样，腰曲消失，颈曲也变小，如此维持中轴平衡。

中医整脊学研究人类脊柱发现的脊柱后天自然系统，还表现在脊柱圆筒枢纽的运动力学，以及脊柱轮廓平行四边形平衡理论上。脊柱的运动是肌肉带动头颅、胸廓和骨盆三大圆筒，通过四个枢纽关节带动椎体小圆筒产生运动的。脊柱轮廓矢状面构成一个平行四边形几何图像，从而维持其系统结构的关联性、有序性和整体性。

三、疾病防治的独特作用和主导作用

脊柱疾病的发生，就是脊柱系统整体稳态性紊乱。整体稳态性来源于生命系统的协同性，包括各层次稳态性之间的

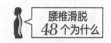
协同作用。脊柱先天性自然系统的稳态失衡，来源于后天自然系统各层次稳态性协同作用的紊乱。根据系统整体稳态的规律，我们发掘整理中医传统的非药物疗法的正脊骨牵引调曲技术，并通过科学研究，使之规范化，成为中医整脊独特技术。以此非药物疗法为主要技术的中医整脊学，遵循所创立的"理筋、调曲、练功"三大治疗原则，"正脊调曲、针灸推拿、内外用药、功能锻炼"四大疗法，以及"医患合作、筋骨并重、动静结合、内外兼治、上病下治、下病上治、腰痛治腹、腹病治脊"八项措施的非药物疗法为主的中医整脊治疗学。调曲复位就是改善或恢复脊柱的解剖生理关系，达到对位、对线、对轴的目的。

根据脊柱后天自然系统——脊柱运动力学理论指导形成的中医整脊治疗学，成为脊柱常见病、多发病和慢性病共25种疾病的常规疗法，编进《中医整脊常见病诊疗指南》。更重要的是，中医整脊非药物疗法为主的治疗技术，遵循系统工程的基本定律，即"系统性能功效不守恒定律"，是指系统发生变化时，物质能量守恒，但性能和功效不守恒，且不守恒是普遍的、无限的。其依据是：由物质不灭定律和能量守恒定律可知，系统内物质、能量和信息在流动的过程中物质是不灭的、能量是守恒的，而反映系统性能和功效的信息，因可受干扰而失真、放大或缩小，以至湮灭，故是不守恒的。

脊柱疾病的发生，是后天自然系统整体稳态（性能和功效）失衡，影响到先天自然系统的物质和能量（骨关节结构、神经、血液循环和运动功能）紊乱，进而发生病变。中医整脊学非药物为主的治疗方法，就是调整后天自然系统的性能和功效，维护先天自然系统的物质和能量（不损伤和破坏脊柱骨关节结构等组织），是真正的"道法自然"的独特疗法，也必将在脊柱病诊疗中起到主导作用。

另一方面，中医整脊在研究人类脊柱圆运动规律中，发现青年人端坐 1 小时后，腰曲消失，颈曲也变小，证明脊柱伤病的主要病因是"久坐"导致颈腰曲紊乱而发生病变，因此提出避免"久坐"，并制订"健脊强身十八式"体操，有效防治脊柱伤病。脊柱健，则身体康。中医整脊学对人类脊柱的研究，在治未病中的主导作用，必将得到充分发挥。

综上所述，《脊柱伤病 1000 个为什么》丛书将有助于广大读者了解自身的脊柱，以及脊柱健康对人体健康的重要性，进而了解脊柱常见疾病发生和防治的规律，将对建设健康中国、为人类的健康事业做出贡献。

世界中医药学会联合会脊柱健康专业委员会

会长　韦以宗

2018年8月1日

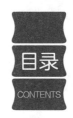

目录
CONTENTS

1. 为什么称腰椎滑脱？

答：人体脊柱的健康有赖于生理曲度和结构的正常（图1、图2）。长期久坐、弯腰或负重等慢性劳损因素或外伤，会致使腰椎一侧或双侧椎弓的峡部（多好发于下腰段负荷较大的第4、第5腰椎）因缺血、脱钙、退变、溶解而出现骨质不

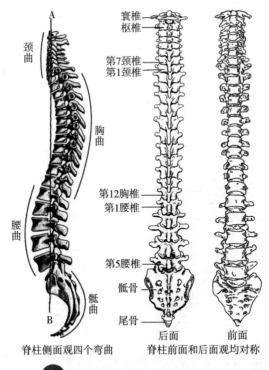

颈曲	寰椎 枢椎	
	第7颈椎 第1颈椎	
胸曲		
	第12胸椎 第1腰椎	
腰曲		
	第5腰椎	
	骶骨	
骶曲	尾骨	
脊柱侧面观四个弯曲	后面	前面
	脊柱前面和后面观均对称	

图1 正常的脊椎结构及生理曲度（示意图）

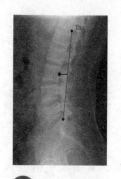

图2 腰椎正常的生理曲度（X线侧位片）

连续，甚至完全断裂（图3），个别则因先天发育不全或畸形（椎弓峡部未骨化）而易发生断裂。

基于上述原因，一旦腰椎的曲度出现异常（多为腰椎曲度加大）（图4、图6），椎弓的峡部就会因为负荷过重完全断裂（图3、图5），导致腰椎后关节的不稳定。伴随脊柱周围肌肉韧带生物力学的失衡达到一定程度时，腰椎的椎体就会出现旋转移位，正位X线片表现为棘突偏歪（图6A），即椎体离开了原来正常的位置，表现为上下椎体不吻合而出现错位。可以通过正位片看到左右侧方滑脱（图7），也可以通过侧位片观察到前后滑脱（图6B侧位片为第4腰椎Ⅰ度滑脱），这种

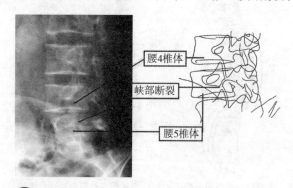

腰4椎体

峡部断裂

腰5椎体

图3 腰椎X线斜位片示腰5峡部断裂及示意图

病理现象称为腰椎滑脱。

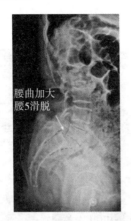

腰曲加大
腰5滑脱

图4 X线侧位片示腰曲加大滑脱

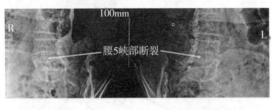

100mm

R L

腰5峡部断裂

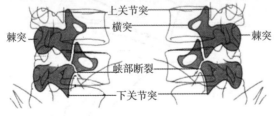

上关节突
横突
棘突　　　　　　　　　　　　　　　棘突
峡部断裂
下关节突

图5 X线双斜位片及示意图示椎弓峡部断裂

　　在此过程中造成椎间孔（甚至椎管空间）相对狭窄（图

8），穿行于其中的脊神经、马尾神经、血管受到刺激或压

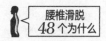

迫，则出现单侧或双侧腰腿痛等一系列临床症状，谓之腰椎滑脱症。

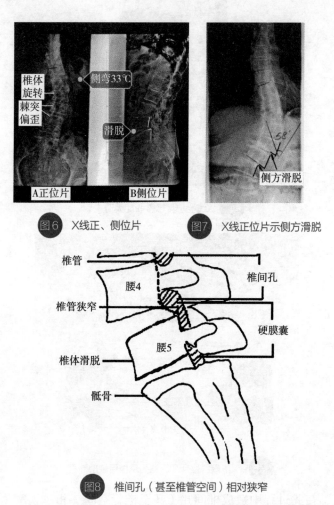

椎体旋转
棘突偏歪
侧弯33℃
滑脱
A正位片　　B侧位片
侧方滑脱

图6　X线正、侧位片　　图7　X线正位片示侧方滑脱

椎管
腰4
椎间孔
椎管狭窄
硬膜囊
椎体滑脱
腰5
骶骨

图8　椎间孔（甚至椎管空间）相对狭窄

（高腾、李明亮、陈剑俊、高尚）

2. 为什么腰椎滑脱有真假之分？

答：腰椎的稳定性靠相互关联的两个部分来维持，如同高耸入云的金属塔架和固定拉线的关系（图9），即脊柱各椎体本身骨关节的完整性与其周围肌肉韧带的协调及对称性有关。无论哪一部分受损或功能发生障碍，都会产生腰椎节段性不稳，继而使得椎体之间的关节在正常负荷情况下不能保持生理状态的对合关系，引起脊椎的松动、失稳，甚至出现椎体旋转位移征象（图10），伴随出现腰腿酸痛等一系列症状，因其尚无椎弓峡部崩裂（完整性还在），故又称之为"假性腰椎滑脱"（图11）。

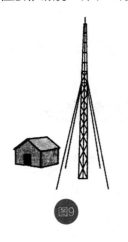

图9

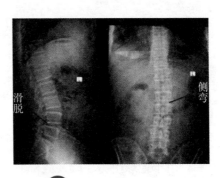

图10　椎体旋转位移征象

在假性滑脱的基础上，如果继续发展下去，腰椎在发生了滑脱的同时并有椎弓峡部的不连续（断裂），则称为"真性滑脱"（图5、图11）。临床上无论是真性腰椎滑脱还是假性腰椎滑脱，患者都可能会有下腰痛，伴或不伴有神经刺激、腰椎活动受限等症状。

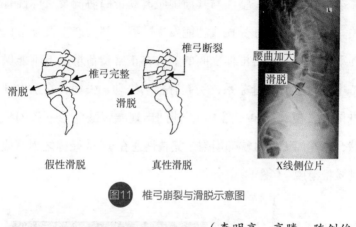

图11　椎弓崩裂与滑脱示意图

（李明亮、高腾、陈剑俊）

3. 为什么说腰椎曲度紊乱是腰椎滑脱的主要原因？

答：正常情况下，人体的腰椎有5节。婴儿6个月会坐以后，由于地球引力、腰及腹部肌肉的综合作用，使腰椎形成了向前的弯曲，即腰椎生理曲度（图12）。

人体的脊椎是由椎体、椎弓、椎板、上下关节突、横突与棘突组成，脊椎骨结构的完整是脊柱生理功能的基础。脊柱正常的生理弯曲度与附着于其上的肌肉、韧带、筋膜相互协同作用，维持脊柱力学平衡而使脊柱发挥与维持生理功能。椎弓与椎板相连接的较薄弱部位称为椎弓峡部，值得注意的是，在腰4、腰5的椎弓峡部内有一凹陷，是后关节囊韧带的附着点。人体在直立时，腰4/腰5及腰5/骶1的后关节承重力较大，是下腰段生物力学的交汇点（图13），所以容易受伤。

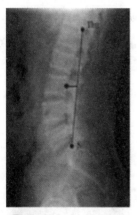
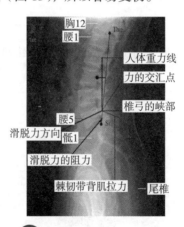

胸12
腰1

人体重力线
力的交汇点
椎弓的峡部
腰5
骶1
滑脱力方向
滑脱力的阻力
棘韧带背肌拉力
尾椎

 图12　X线片示正常的腰椎曲度　　图13　生物力学的交汇点示意图

　　由于长期久坐、负重等慢性劳损或外伤作用，导致局部充血、瘀血、缺血、变性、退化，造成了椎弓峡部脱钙而断裂（图14），使脊椎骨关节的完整性遭到了破坏，也就埋下了椎体移位（滑脱）的隐患。在此基础上，由于慢性劳损的日积月累，特别是不科学的日常习惯，使得固护脊柱生理平衡的肌肉韧带劳损硬化，其生物力学失衡，出现椎曲异常、椎体旋转不稳，继而进一步加剧肌肉、韧带、筋膜的劳损，如此进入恶性循环状态。当椎曲异常到一定程度，致使脊柱重力线发生明显偏移，椎体的受力完全失衡，导致椎体明显位移（即滑脱）（图15），其邻近的神经、血管，甚至脊髓就会受到刺激、挤压、压迫而出现一系列临床症状。所以说峡部的力学紊乱甚至断裂是腰椎滑脱的病理基础，而腰椎的曲度紊乱是滑脱的主要原因。这里也提醒您要养成良好的用腰习惯，使脊柱维持正常的生理曲度是至关重要的。

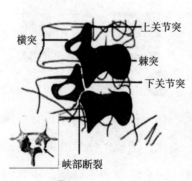

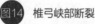

图14 椎弓峡部断裂

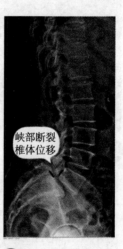

图15 腰椎滑脱X线侧位片

（李明亮、高腾、陈剑俊）

4. 为什么中年妇女好发腰椎滑脱?

答:腰椎滑脱好发于 40~60 岁的中年女性(图 16),以第 4、第 5 腰椎为常见,其原因主要有以下几个方面(图 17):①椎间盘退变:由于椎间盘脱水、变性,使其体积缩小,相应的椎间隙变窄,以致前、后纵韧带松弛。在脊椎前屈、后伸、侧屈时,无法制约椎体的正常运动,导致上节椎体过度的前移、后移或侧移,造成椎体假性滑脱。②肌肉韧带慢性劳损:常发生于肌肉活动过多或静态姿势下肌肉持久紧张的部位。由于久坐、久站或腰部持续的某一个动作而使腰部、骶髂部的韧带肌肉长期处于紧张状态,大大超过其本身负荷而出现无菌性炎性渗出、硬化,肌肉韧带失去弹性与韧性,继发生物力学的失衡,造成椎体不稳,出现椎体位移。③内分泌紊乱:如绝经期后内分泌的变化,有些会使韧带和关节囊弹性减弱、松弛,继而发生腰椎滑脱,故更年期以后的妇女多见。④骨结构的异常:特别是腰椎、骨盆、下肢骨的畸形或骨折的畸形愈合,致使脊柱力学失衡而继发椎体失稳位移,腰椎曲度异常,出现椎体滑脱。

中年妇女患腰椎滑脱除了慢性劳损原因外,还有一个重要原因就是妊娠、哺乳和分娩后骨盆恢复不佳(图 18),以及

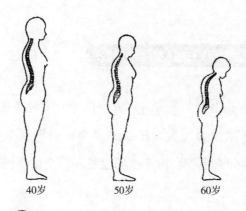

40岁　　　　50岁　　　　60岁

图16　中年女性雌激素降低，骨量减少，腰曲加大

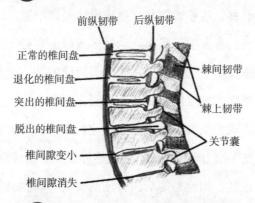

前纵韧带　　后纵韧带

正常的椎间盘

退化的椎间盘　　　　　　　　　　　棘间韧带

突出的椎间盘

脱出的椎间盘　　　　　　　　　　　棘上韧带

椎间隙变小　　　　　　　　　　　　关节囊

椎间隙消失

图17　椎间盘、韧带和关节囊的退变及其关系

产后不科学地用腰等异常生活习惯造成腰椎后关节不稳，腰曲异常，脊柱力学失衡而引发。妊娠期随着下腹部膨隆，下腰段负荷随之增加而腰曲加大（图19），腰椎后关节负荷相应明显加大（剪切力急剧增加），腰骶后关节压力增大，故腰骶部疼痛（图20）。而在妊娠后期不能平卧，多半卧位、侧

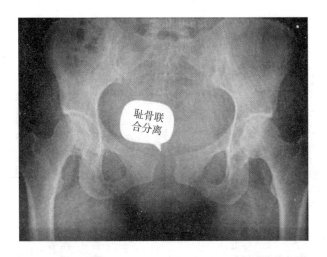

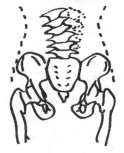
产后骨盆的状态

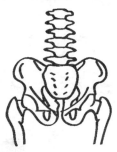
正常骨盆的状态

图18 分娩后骨盆恢复不佳（X线片及示意图）

卧位，同时在激素的调控作用下，肌肉松弛，骨盆逐渐分开，均易加重后关节的负荷及腰椎力学结构的异常。哺乳期（图21）持久且非正常姿势（如喂奶、搂抱婴儿等过久或不正确）都可能导致脊椎某一侧肌肉劳损加剧，腰椎、骨盆受力不均而旋转移位，由此继发腰椎生理曲度的进一步改变（这也是

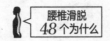
哺乳期腰痛的主要原因）。腰曲紊乱，腰椎后关节（特别是腰
4/5、腰 5/ 骶 1 后关节）因压力增大而局部血液循环受阻，肌
肉、韧带、椎弓峡部等缺血缺氧，加剧了峡部劳损及崩裂的
进程。

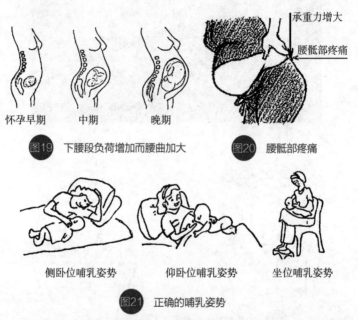

怀孕早期　　　中期　　　　晚期

图19　下腰段负荷增加而腰曲加大

承重力增大
腰骶部疼痛

图20　腰骶部疼痛

侧卧位哺乳姿势　　仰卧位哺乳姿势　　坐位哺乳姿势

图21　正确的哺乳姿势

　　随着年龄的增长，雌激素的水平也逐步下降，骨代谢减
慢，骨强度下降，更易发生峡部断裂。这多方面因素的叠加，
导致中年妇女腰椎峡部裂的发生率较其他人群明显增高，故
易发生腰椎滑脱。因此，女性更应该注重科学地用腰，在平
衡饮食和阳光浴的前提下，还要勤练功、勤保护、勤调理，
来预防腰椎滑脱的发生（图 22）。

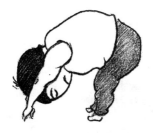

两腿稍分开，一边呼气，一边慢慢弯腰，双手碰到地面。

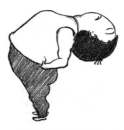

一边吸气一边直起身，上身慢慢后仰，上述动作交替进行。

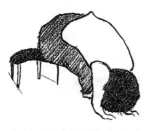

坐在椅子上分开双腿，慢慢屈曲上身，将头伸入两膝之间。

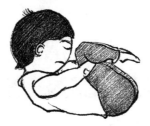

仰卧、抱膝，用相向运动抬起上半身，维持这一姿势回到仰卧状态，像摇椅一样时起时落。

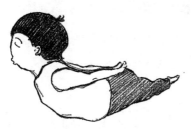

俯卧，上肢置于身体上，上半身和腿向上抬起，坚持五秒种。

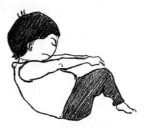

屈膝仰卧，把手伸向身体的前方，起来，再慢慢的躺下。

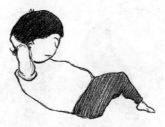

十指交叉放在脑后，做仰卧起坐。

 正确的产后功能锻炼

（李明亮、高腾、高尚、陈剑俊）

5. 为什么长期穿高跟鞋容易得腰椎滑脱？

答：在正常身体直立平衡状态下，人体侧位脊柱的重心线是从外耳门平面起始，经过枢椎（即第2颈椎）的齿突、第2胸椎的前方和第12胸椎椎体的中心，下至第5腰椎后1/3到达骶骨的前面，通过这个中轴线进行力的传导到达下肢（图23、图24）。而当穿高跟鞋的时候则会使脊柱的重心前移出现骨盆前倾，即所谓的翘臀。长此以往，腰椎的生理曲度就会加大（图25），脊柱在下腰段的负荷也就会加重，因此就会导致椎弓峡部发生缺血、坏死、脱钙、退变等劳损的病理变化，到达一定的程度就会发生崩解而断裂。

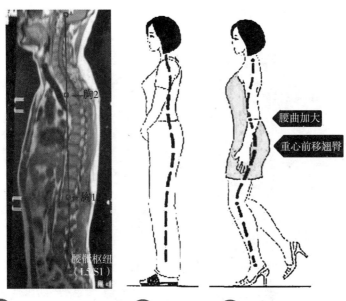

图23 正常人体脊柱的重心线　图24 正常腰曲　图25 穿高跟鞋后腰曲加大

同时，穿高跟鞋会导致脊柱重力中心向前偏移，给膝盖韧带和肌腱带来了额外的压力，造成髂胫束（图26）劳损性痉挛而出现髂胫束综合征等弊端（图27）。而髂胫束痉挛劳损，骨盆的力学结构失衡导致髂腰肌劳损，诱发腰椎旋转失稳致使椎曲异常。在椎曲异常的基础上，往往因劳累、急性扭挫等原因使椎体旋转移位而造成滑脱。所以，建议30岁以后的女性尽可能不要长期穿高跟鞋。若确实需要，应在休息期间更换平底鞋并进行相应的弯腰和抱膝滚床等功能锻炼（图28），以防止短暂腰曲异常蓄积而造成严重的腰椎改变，最后引发腰椎滑脱等腰椎疾患。

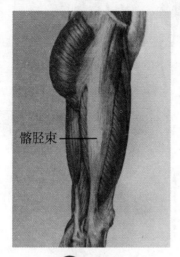

髂胫束————

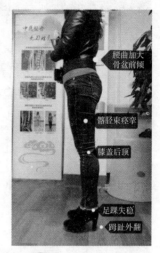

腰曲加大
骨盆前倾

髂胫束痉挛

膝盖后顶

足跟失稳
踇趾外翻

图26 髂胫束　　　　　　　　图27 高跟鞋带来的弊端

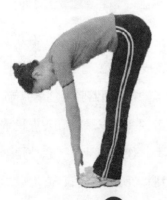

图28 弯腰、抱膝滚床

（李明亮、高腾、陈剑俊）

6. 为什么腹型肥胖的人好发腰椎滑脱?

　　答：腰椎的曲度维持在正常范围之内，有赖于其前后肌肉力量的协调和周边软组织的均衡。如果腰椎后方竖脊肌的肌力减弱，则拮抗腰椎前方腰大肌的力度就会下降（图29），外加腹部过多软组织（主要是脂肪）的堆积下坠就会增加向前的拉力，结果导致腰曲加大（图4、图19、图30），长此以往，还会有腰部筋膜的紧绷挛缩。从发病机理来讲，腹型肥胖的人好发腰椎滑脱和上述穿高跟鞋者的病理类似，也是由于腹部重力的作用，在到达一定程度后，使得脊椎的中轴线发生前移出现骨盆前倾而翘臀，脊柱在下腰段的负荷加重，久之同样椎弓峡部出现劳损再发生崩解断裂而造成滑脱，这也是腹型肥胖的人出现腰痛的主要原因。

　　因此，临床上整脊医师一般会建议腹型肥胖伴腰椎滑脱的患者注意锻炼，重点在减少体重，特别要侧重去掉腹部的脂肪，平时养成站立、行走时收腹的习惯，通过腹部肌肉的锻炼，使强大的腹肌和相邻的筋膜一起像粽叶一样层层裹住内脏，以维护脊柱的力学平衡使之稳定。同时，通过弯腰、抱膝滚床等（图28）拉伸腰部筋膜，恢复其长度，纠正脊椎中轴线前移和骨盆前倾（翘臀）的异常情况，以利于腰椎滑脱的复位。

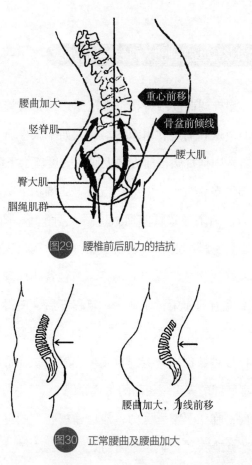

图29 腰椎前后肌力的拮抗

腰曲加大
竖脊肌
重心前移
骨盆前倾线
腰大肌
臀大肌
腘绳肌群

腰曲加大，力线前移

图30 正常腰曲及腰曲加大

（高腾、陈剑俊、金理柜）

7. 为什么腰椎滑脱好发于下腰段？

答：人类在站立行走后，为保持脊柱中轴平衡而形成了颈椎和腰椎的生理曲度（图 31）。也就是说，由于人类的直立，在功能解剖上，人体的重心就落在了腰椎的下段，此处就成了脊柱在腰段应压力的集中点（图 13），长此以往，该处的压力就会逐渐增大，局部的血液循环会出现受阻，肌肉、韧带、椎弓峡部等随之也会循环障碍，也就容易导致椎弓峡部出现劳损性的病理变化，因此，由于人类的直立行走和功能解剖的特点，下腰段就成为腰椎滑脱的好发部位（另请参阅问答 3）。

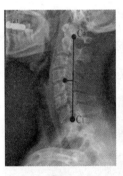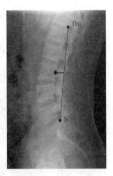

图31　颈椎和腰椎正常的生理曲度

（高尚、高腾、陈剑俊）

8. 为什么有些椎弓峡部裂而并未出现椎体滑脱?

答：腰椎滑脱的发生，峡部裂是基础，脊柱生理曲度的异常是引起滑脱的主要原因。脊椎的稳定性一方面依赖于脊

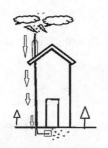

图32 避雷针引导雷电入地

柱骨关节结构的完整和其周围肌肉、韧带坚固的维护作用，另一方面取决于脊柱生理曲度的正常与否。大家知道建筑物的避雷针可以引导雷电入地而起到化险为夷的作用（图32），我们的脊柱力学原理也是如此，如果腰椎生理曲度在正常的范围内（图33），虽然峡部崩裂（骨性结构不完整）（图34），身体负荷的重力也会从腰椎与骶椎的结合部沿着骨盆传导到下肢直至脚下，从而避免了下腰段可能增加的伤害性负荷，否则就会导致腰椎滑脱（图4、图5）。所以说，只要脊柱周围肌肉和韧带功能的良好，腰椎的曲度在正常的生理范围之内，各椎体骨关节的关系处于正常力学的平衡状态，即使峡部有断裂也不一

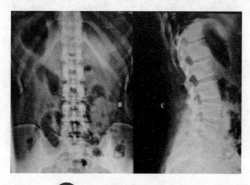

图33 正侧位片示腰椎曲度良好

定发生椎体滑脱，这也就是中医整脊在治疗脊柱劳损病时强调要恢复脊柱生理曲度的理由所在。

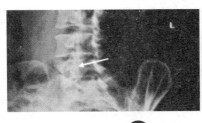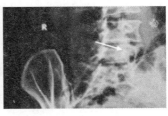

图34　左右斜位片示峡部裂

（林建南、高腾、陈剑俊）

9. 为什么有些患者出现腰椎滑脱而椎弓根峡部未断裂？

答：如上所述，脊椎的稳定性一方面依赖于脊柱骨与关节在结构上的完整性，以及其周围肌肉、韧带坚固的维护作用，另一方面取决于脊柱生理曲度的正常与否。由于人类的直立行走和功能解剖的特点，下段腰椎长期持续负重，出现了骨关节周围韧带功能的减退即劳损。随着相应小关节承受力的增加，同时会有退变的发生及关节囊的松弛，加之脊柱周围肌肉和韧带劳损后的不给力，对椎体的稳定和保护作用的强度减弱，椎体之间就会由于力学关系的失衡而出现椎体旋转移位，在 X 线片上表现为滑脱（图35），椎弓的峡部保持完整（图36），也称为假性滑脱。此时如果通过整脊调曲进

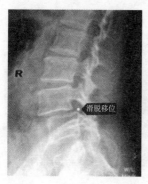

行"拨乱反正"，则可以化险为夷。反之，在此基础上，如果劳损继续发展下去，伴随着腰椎曲度异常情况的发生，就会出现腰椎椎弓峡部的断裂，形成名副其实的真性滑脱（图5）。

图35 X线侧位片示移位滑脱

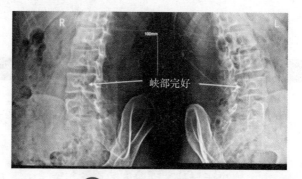

图36 X线斜位片示椎弓峡部完整

（高腾、金理柜、陈剑俊）

10. 为什么腰椎滑脱的椎弓根峡部断裂有的是一侧而有的是双侧？

答：脊椎的稳定性一方面依赖于脊柱骨关节结构的完整

性，和其周围肌肉、韧带坚固的维护作用，另一方面取决于脊柱生理曲度的正常与否。也就是说腰椎滑脱的发生，峡部裂是基础，脊柱生理曲度的异常是引起滑脱的主要原因。而人类腰椎活动的主要动力来自腹腔内腰椎两侧粗大强有力的腰大肌，该肌肉的止点在大腿根（股骨的小转子），所以下肢左右交替活动的频率和幅度是否对称直接影响到腰椎是否正常。腹型肥胖或孕后期腹部过重而出现腰曲加大者（图19、图30），又有不良的生活习惯，就会在下腰段产生承重力和扭力的双重作用，使得扭力较大一侧的椎弓峡部充血、瘀血、缺血、变性、退化，继而发生腰椎一侧椎弓峡部的断裂（图37），椎体出现旋转。如果病情没有得到控制，则会继续发展，对侧也会不堪重负，出现椎弓峡部双侧的断裂（图38），甚至还会有多个节段腰椎的滑脱。

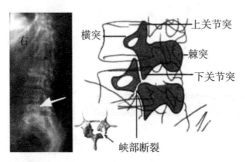

图37　右侧椎弓峡部断裂的X线图及示意图

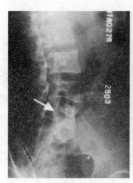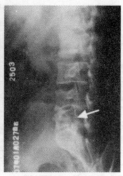

A. 左右斜位 X 线片

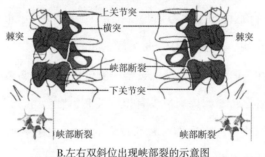

B.左右双斜位出现峡部裂的示意图

 图38　双侧椎弓峡部断裂的X线片及示意图

（高腾、王丽英、陈剑俊）

11. 为什么有些腰椎滑脱无症状？

　　答：颈椎和腰椎的生理曲度（简称椎曲）是人类在站立行走后为保持脊柱中轴平衡的需要而形成的。随着发育的成熟，椎曲决定了下列内容（图39）：①脊柱椎体的序列；②椎间盘的动力；③椎管内的容积；④椎间孔的大小；⑤脊髓、脊神经以及所附着肌肉韧带的长度；⑥体内各个脏器的位置。

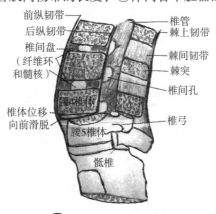

图39　与椎曲有关的部分结构

前纵韧带
后纵韧带
椎间盘
（纤维环
和髓核）
椎体位移
向前滑脱
椎管
棘上韧带
棘间韧带
棘突
椎间孔
椎弓
腰4椎体
腰5椎体
骶椎

腰椎滑脱的症状严重与否和以下因素相关：①脊柱的生理曲度是否在正常范围之内；②滑脱的程度。当滑脱的程度较小，只有Ⅰ度或Ⅰ度到Ⅱ度之间，没有影响到神经、血管等组织，就不会出现相应的症状。因此，只要滑脱的程度不大而且生理曲度在正常范围之内（图40），椎管和椎间孔内神经与血管相对位置的关系没有受到影响，也就不会产生临床症状。但是同时也要明白，椎体的滑脱就如同一颗埋藏在体内的"炸弹"，若有使得椎曲改变因素的产生即"导火索"的出现，椎管和椎间孔内神经血管相对位置的正常关系就会发生改变，在临床上就会出现相应的症状，这样也就由腰椎滑脱成为了腰椎滑脱症，说明恢复和维护脊柱的生理曲度是多么的重要。

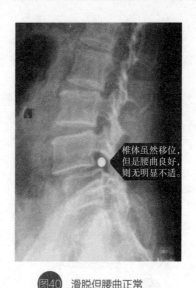

椎体虽然移位，但是腰曲良好，则无明显不适。

图40　滑脱但腰曲正常

（吴波、高腾、李明亮、陈剑俊）

12. 为什么腰椎滑脱的患者经常会出现"闪腰"？

答：急性腰背部扭伤俗称"闪腰"，用医学术语来描述则是肌肉拉伤或小关节错位。闪腰的原因大多是人体腰椎结构的失衡。腰椎滑脱的患者多有椎体旋转甚至侧弯等腰椎曲度紊乱，腰曲过大或过小（图41），人体脊柱的平衡状态遭到破坏，尤其是两侧肌肉、韧带、筋膜等软组织的张力、弹性出现偏颇，使得某些部位的软组织长期处于一个紧张的临界状态。当久坐、久站、劳累、受凉后引发临床症状的出现，则

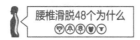

更加容易造成闪腰（图42）。

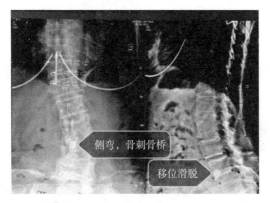

图41　腰椎曲度紊乱（侧弯、滑脱）

真倒霉！又把腰闪了。

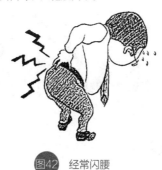

图42　经常闪腰

（吴波、陈剑俊、高腾）

13. 为什么腰椎滑脱症患者多会感到下腰痛？

答：人类在站立行走后，为保持脊柱中轴的平衡需要而形成了颈椎和腰椎的生理曲度，由于地球的引力作用，在直立状态时，下腰段（腰4~骶1）尤其是腰椎与骶椎的结合部（又称"腰骶部"或"腰骶枢纽"），为脊柱腰段人体负荷集中的部位，为力的转折点（即枢纽）（图43），尤其是腰椎滑脱的患者，腰椎曲度往往加大，还伴有椎曲紊乱，人体上半身大部分重力就更加集中在下腰段，常常会使得此处周边的软组织因为受挤压而出现水肿、渗出等无菌性炎症，局部的化学物质就会刺激神经出现下腰痛等症状。在日常生活和工作中，往往会因久行、久坐、久站、受凉和运动不当而引发或加重。

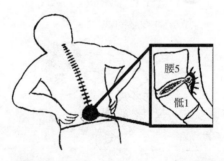

图43　腰椎与骶椎的交界处成为力的转折点

（吴波、陈剑俊、高腾）

14. 为什么部分腰椎滑脱的患者会主诉背痛?

答：腰椎滑脱的患者会出现背痛（图44）的主要原因在

于人体的解剖结构和特殊的生物力学功能，即与背部的肌肉和腰椎曲度有关。背部的髂肋肌起始于下方的 6 根有腰髂肋肌附着的肋骨角的上缘（图 45），且附着至上方 6 根肋骨角的上缘及第 7 段颈椎横突的背部。人体从正面观左右是对称的，从侧面看有 4 个生理弯曲（图 1），而腰椎滑脱患者的腰椎曲度则大多会变得过于偏大，有些还伴随椎体的旋转和脊椎的侧弯，使得脊柱两侧的生物力学出现失衡的状态。在这种情况下，人体要维持脊柱的中轴平衡（尤其是坐或站立与地面的垂直状态），为对抗腹部下坠前拉力的作用，则对应背部的肌肉就会因为过长时间的工作，处于一种疲劳状态，由于局部代谢增加使得酸性产物过多，也就让人有了背部酸痛的感觉。

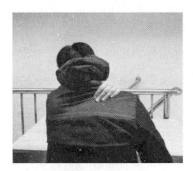

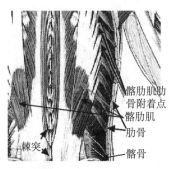

髂肋肌肋
骨附着点
髂肋肌
肋骨
髂骨
棘突

图44　背部酸痛

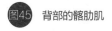

图45　背部的髂肋肌

（吴波、陈剑俊、高腾）

15. 为什么腰椎滑脱容易并发腰椎管狭窄?

答: 椎管由每个游离椎骨的椎孔和骶骨的骶管连接而成,上接枕骨大孔与颅腔相通,下达骶管裂孔而终。其内容物有脊髓、脊髓被膜、脊神经根、血管及少量结缔组织等。腰椎滑脱症是在椎体峡部裂、椎体后关节失稳的基础上,腰曲异常而引发的。腰椎曲度的改变使得腰椎管容积变小,同时,随着应力线的改变,椎间盘受到挤压而向椎管内突出。另一方面,椎体滑脱,椎管整体受到牵拉,上下腰椎发生了位移,形成骨性台阶,致使椎管空间更加狭窄。所以说腰椎滑脱容易并发腰椎管狭窄(图8、图46)。这种患者稍有运动,如行走一段距离后(几十米至几百米不等)局部即出现充血、水肿等炎症反应,刺激神经而出现腰腿痛,在下蹲或坐下休息片刻局部循环改善,症状就明显缓解,这种情况在临床上称为"间歇性跛行",是腰椎管狭窄症的典型表现(图47)。这也同时说明了腰椎管狭窄是动态的,只要方法得当比如通过系统的整脊调曲等治疗,使腰曲异常得到恢复或者改善,就可以相应调整扩大椎管的内容量,局部微循环恢复正常,临床症状就可减轻甚至消失,取得良好的治疗效果。

椎体

椎间盘

椎管

腰曲加大

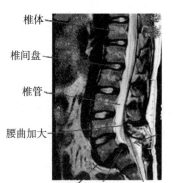

椎体滑脱、椎间盘突出、椎管狭窄

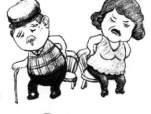

走不多远腰腿就痛，需要休息才能缓解。

 核磁显示腰椎滑脱伴椎间盘突出及椎管狭窄

 间歇性跛行

（董成伟、陈剑俊、高腾）

16. 为什么腰椎滑脱的患者多伴有腰椎间盘突出？

答：从解剖上来看，椎间盘顾名思义是位于两个椎体之间的盘状物；在功能上，具有承上启下、连接上下椎体并吸收震荡即关节的作用；在周边关系上，它和椎体后方的关节形成一个三关节复合体，就好比三把锁来维持腰椎的稳定，前提是有赖于腰椎曲度的正常。椎间盘和骨关节一样本身没有动力，只有在脊柱周围软组织如肌肉、韧带、筋膜等软组织劳损失衡的情况下，腰椎的这种稳定状态被打破，导致椎体的旋转，腰曲紊乱，腰椎曲度加大直至腰椎滑脱。由于椎间盘的特殊位置，在这个过程中也就伴随着邻近椎体的移位而一起位移即表现为突出。所以说，腰椎滑脱与椎间盘突出就像孪生兄弟一样，如影随形，腰椎滑脱大部分伴随椎间盘突出（图46），但椎间盘突出不一定伴随腰椎滑脱。

临床上对于腰椎滑脱伴随椎间盘突出的患者，专业的整脊科医师会告知，通过中医整脊的调整使紊乱异常的椎曲恢复正常或接近正常，就能将两者的症状同时改善。

（董成伟、陈剑俊、高腾）

17. 为什么严重的腰椎滑脱会导致二便失控？

答：在人体解剖学中，行走于腰骶段椎管内的马尾神经丛（图48）参与支配排便和排尿功能，当椎体滑脱严重时（Ⅱ度以上的腰椎滑脱），还常常会伴随椎间盘的突出，造成椎管空间的狭小（专业术语为椎管狭窄），使得马尾神经受到挤压（图49），致使其丧失正常神经调节功能，由于它的不给力故出现临床上的二便失控。打个比方，腰椎椎管就好像一根软管，而马尾神经就好比里面通过的水，腰椎滑脱时，椎体出现位移，椎管也随之发生改变，就像把水管折弯，通过的水流必然变小，马尾神经受到挤压就会出现二便失控的情况（图50）。这种情况下，通过中医整脊整体调整来恢复脊柱的生理曲度，继而可以改善狭窄的椎管空间，尽早解除马尾神

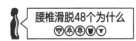
经的受压，恢复其功能，二便即可控制自如。

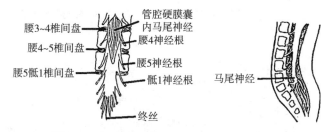

腰3~4椎间盘
腰4~5椎间盘
腰5骶1椎间盘

管腔硬膜囊
内马尾神经
腰4神经根
腰5神经根
骶1神经根
终丝

马尾神经

图48 腰骶段椎管内的马尾神经丛（正侧位示意图）

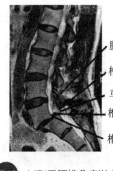

腰曲加大
椎管狭窄
马尾受压
椎间盘突出
椎体滑脱

图49 MRI示腰椎Ⅱ度以上滑脱的后果

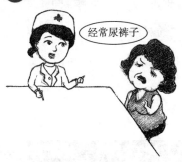

经常尿裤子

图50 出现二便失控的情况

（魏文广、陈剑俊、高腾）

18. 为什么有些腰椎滑脱会导致双下肢无力甚至瘫痪？

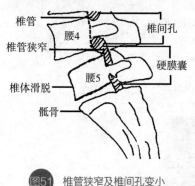

椎管
椎间孔
椎管狭窄
腰4
硬膜囊
椎体滑脱
腰5
骶骨

图51 椎管狭窄及椎间孔变小

答：双下肢的无力甚至瘫痪原因出在下腰段，主要和分管支配下肢运动功能的两个部位受阻有关：一是信息的源头脊髓受到挤压；二是信息的通道双侧神经根受到挤压。腰椎滑脱后，移位的椎体如果挤压到椎管内的脊髓，此处负责运动的神经元受到严重影响，就无法正常发出各种活动的信息（如同下级指挥部电力不足），造成双下肢无力等症状；若椎体位移的发生使得双侧神经根的出口（双侧椎间孔即神经根的通道）变小（图51），从中通过的神经根受到挤压（信息下达不给力），就会出现这些神经根支配的下肢肌肉无力甚至瘫痪的结果。

（魏文广、陈剑俊、高腾）

19. 为什么站立位的 X 线照片对诊断腰椎滑脱症更有意义？

答：中医整脊是对脊柱劳损病导致的椎曲紊乱进行非手术

矫正，借助 X 光片找出病因，通过整体治疗使脊柱骨关节复位达到对位、对线、对轴，以恢复脊柱正常的生理解剖关系和生物力学的动态平衡，目的就是从根源上解决问题以治病求本。

由于地球引力的作用，人体脊柱在卧位和站立位的情况完全不一样，例如同一青少年脊柱侧弯的患者，卧位如果是20°，站立体位可能会35°（图52）。腰椎滑脱症的患者也是同理，正位 X 线片上有些会有侧弯。而更有参考价值的是，在侧位片上表现为生理曲度的改变及下腰段椎体之间的移位等，也就是说腰椎侧位曲度的改变更能较准确地反映腰椎滑脱症患者的椎体移位情况。腰椎滑脱症患者临床症状的发生与体位或活动存在一定的关系，所以在进行腰椎 X 线检查时如果采用卧位就不能真实地反映腰椎病变状况，要正确判断脊柱骨关节的序列关系，只有站立位的 X 线片对诊断腰椎滑脱症更有意义。

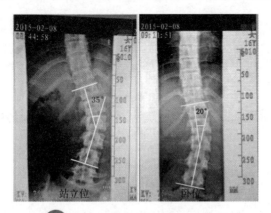

图52　X线正位片示站立位与卧位度数对比

（金理柜、高腾、陈剑俊）

20. 为什么腰椎滑脱必须照 X 线片，有的还要照过伸、过屈位？

答：临床上整脊科医师通过触诊只能初步了解到棘突是否偏歪和部分腰椎滑脱椎体呈现的阶梯样改变（腰部软组织不是很饱满者），CT 和 MRI 检查的局限性在于，一方面是卧位下拍摄的，另一方面是冠状面（横切）或矢状面（侧切）的局部影像（图 53），只有拍摄 X 线片，尤其是站立位较卧位更能客观地反映患者脊椎的整体表现，如脊柱的弯曲度情况（是正常，还是大或小，变直甚或反弓等），棘突的偏歪（表明椎体有旋转），各椎体间连接（通过椎间隙的宽窄来判断椎间盘有否退变）和椎体序列是否整齐（有否前、后及侧方的椎体移位，即滑脱）。

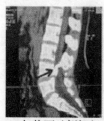
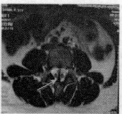

CT矢状面（侧切）　　MRI冠状面（横切）　MRI矢状面（侧切）

图53　CT和MRI检查的影像

例如，通过正位片就可以观察脊椎左右是否对称（椎体高度两侧是否相等）、椎体间上下相互吻合度是否良好，有否左右位移（侧方滑脱），看棘突是否居中（通过偏歪知晓椎体的旋转）和脊柱侧弯的情况（图54A），通过侧位片能显示脊柱（包括腰椎）曲度的情况，还可以清楚地看到椎体位移（前后滑脱）的程度（图54A），而左右斜位片则能观察到椎弓峡部有否退变、断裂的情况（图55A、图55B）。再有过伸、过屈位时（图56），可以观察到腰椎序列情况，对判断其稳定性价值较高。

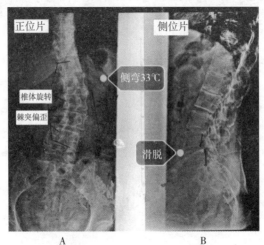

正位片

侧位片

侧弯33℃

椎体旋转

棘突偏歪

滑脱

A   B

图54 异常的X线正侧位片

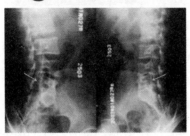

图55A 左右斜位X线片（箭头为峡部退变）示峡部裂

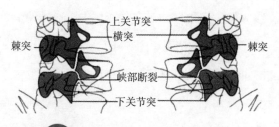

图55B 左右双斜位出现峡部裂的示意图

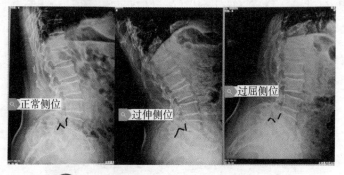

图56 腰椎滑脱的正常侧位及过伸和过屈侧位X线片

（吴波、陈剑俊、高腾）

21. 为什么腰椎滑脱有不同的分型及分级？

答：在临床上，由于腰椎滑脱椎体滑移的方向和程度不同，患者的症状、体征表现也会各异，为了便于诊断和指导治疗，故将腰椎滑脱分为不同的类型与级别。腰椎滑脱一般多为两个椎体间的椎体滑脱，也有多个椎体间的椎体滑脱，按照《中国整脊学》分为以下几个类型：①关节不稳型：多为早期或单侧椎弓峡部退变（图57）。②椎体旋转型：分为前滑型（图34、图54）、侧滑型（图58）、后滑型（图59）。③椎体滑脱型：因双侧椎弓峡部断裂或崩解而出现前滑脱，常在Ⅰ度以上（见下文的分级）。④椎体滑脱椎管狭窄型：伴随椎体占据椎管空间导致管腔狭小，压迫马尾神经出现椎管狭窄的症状（图46、图51、图60）。

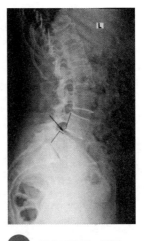

图57 关节不稳型：早期或单侧椎弓峡部退变

腰椎滑脱分级：在侧位X线片将椎体分为四等份，根据上位椎体在下位椎体上滑移的程度，将滑脱分为5度。前移下位椎体前后径的1/4以下为Ⅰ度（图61）；1/4～2/4（1/2）为Ⅱ度（图62）；2/4～3/4为Ⅲ度；3/4～4/4为Ⅳ度；超过4/4（整个椎体）为Ⅴ度。其中，Ⅰ、Ⅱ度为轻度滑脱，Ⅲ、Ⅳ度为重度滑脱，Ⅴ度为腰椎脱垂。

临床上腰椎滑脱首先考虑中医整脊治疗。如果已经通过专业系统的非手术治疗无效者，滑脱超过Ⅲ度的重度滑脱并出现明显加重趋势者可考虑手术。

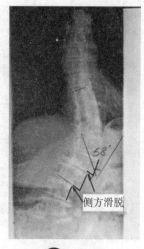

侧方滑脱

图58 侧滑型

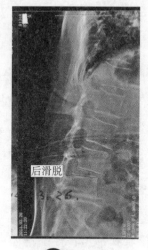

后滑脱

图59 后滑型

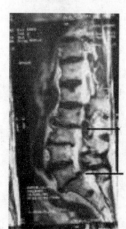

显示两处
椎体滑脱

椎管狭窄
马尾受压

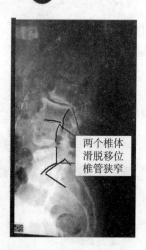

两个椎体
滑脱移位
椎管狭窄

图60 椎体滑脱椎管狭窄型

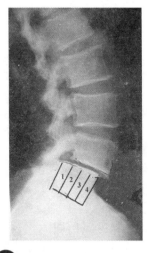 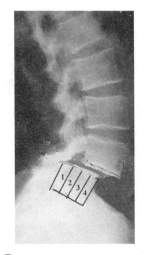

图61　前滑型：Ⅰ度，1/4～2/4（1/2）　图62　前滑型：Ⅱ度，2/4～3/4

（吴波、陈剑俊、高腾）

22. 为什么部分腰椎滑脱症手术后效果不佳？

答：依据腰椎滑脱的病因病理调整腰椎曲度，是治疗腰椎滑脱症的关键，而调整腰椎曲度重要的是调动腰大肌的功能。运用中医整脊理筋、调曲、练功的三大法则，理筋起到改善脊柱周边软组织的痉挛硬化，具有疏通经络、调理气血的作用；四维牵引调曲法通过调整胸腰结合部（枢纽）和腰骶结合部（枢纽）的关系，从而达到恢复腰椎最佳的生物力学动态平衡，恢复或改善腰椎生理曲度（图63）。

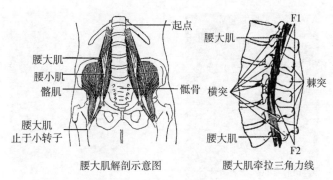

腰大肌解剖示意图　　　　腰大肌牵拉三角力线

图63　腰大肌对腰曲的内在作用力

　　其中，运用仰卧双下肢悬吊三维牵引调曲法调整腰骶（枢纽）结合部，改善腰曲加大，以消除腰骶前倾力（图64）；而俯卧四维悬吊牵引调曲法则是调整脊柱两侧腰大肌的平衡，发挥内在的作用力来纠正胸腰段（枢纽）异常的腰曲（图65）。腰椎滑脱症的患者还可以通过功能锻炼来恢复腰背肌功能，维持椎体间的稳定。

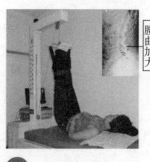
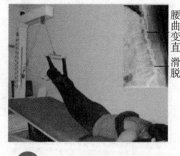

图64　三维牵引调曲法调整腰骶部　　图65　四维牵引调曲法调整胸腰段

　　大多数腰椎滑脱症发生的原因在于腰椎曲度过于前凸，

病变的椎体如同一个站在斜坡上举着杠铃的人，手术好比给这个人换了双防滑鞋子，但要想真正站得稳，必须把人移到平地上。也就是说，如果手术未能恢复腰椎的生理曲度，则脊柱周边因椎曲紊乱而出轨的神经和血管也就无法归位，故功能受阻，术后（有内固定）如果不能有效地针对腰椎过于前凸进行练功（图28），或者继续不良的姿势习惯，或者超负荷运动，则病变的椎体仍然不能回到合适的位置，所以就会出现部分腰椎滑脱症手术后效果不佳的情况。

（魏文广、陈剑俊、高腾）

23. 为什么同为腰椎滑脱症但锻炼方法不同？

答：锻炼对于腰椎滑脱症患者具有重要的意义，对于远期疗效至关重要。腰椎滑脱症患者通过治疗症状缓解后，就可以开始相应的功能锻炼。那么，为什么同一个病会有不同的锻炼方法呢？如何判断运用哪种方法呢？这取决于患者的腰椎曲度情况。对于典型的也是大多数的腰椎滑脱症患者而言，由于腰椎曲度过大（图66），后

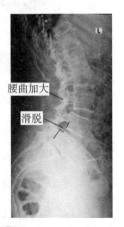

腰曲加大

滑脱

图66 腰曲加大椎体滑脱者

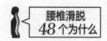

部的竖脊肌长期处于痉挛状态需要放松，而前部的腰大肌以及腹部肌肉却松弛无力需要加强力量（图29），需要进行针对性的锻炼，这样才能"松紧有度"，让腰椎受力平衡，恢复正常的形态（图67）。

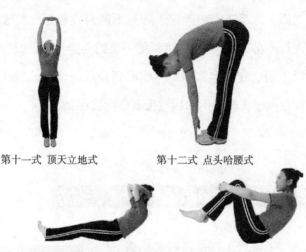

第十一式 顶天立地式　　　第十二式 点头哈腰式

第十七式 床上起坐式

 腰曲加大椎体滑脱者练功法

　　但是，并非所有患者都是上述情况，腰椎变直，曲度减小甚至反弓也常常会出现在滑脱患者当中（图59）。这种情况多数是由于以往已经存在的劳损退变导致腰椎的不稳定（图68），容易在受伤或用力不当时发生滑脱，锻炼的动作就要反其道而行之（图69）。肌肉的具体受累情况要复杂得多，锻炼也建议在专业医师或康复人员指导下进行。

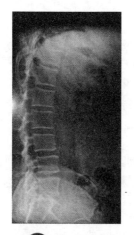

图68 腰椎反弓

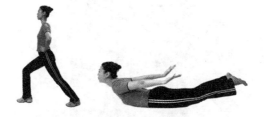

弓步压腿　　　　　　　　　燕飞式

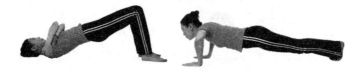

拱桥式　　　　　　　　　　俯卧撑

 图69 腰曲变小、变直和反生理曲度（反弓）练功法

（魏文广、陈剑俊、高腾）

24. 为什么腰椎滑脱症要加强腹部锻炼？

答：肚子似乎离腰很远，但腹部整体肌肉的强壮程度，即腹部肥胖与否却跟腰椎的健康有着实实在在的关联。腹部肌群主要包括腹直肌、腹横肌、腹内斜肌、腹外斜肌等，它们在筋膜的帮助下像粽叶一样层层裹住内脏，在整个腰腹运动的稳定中扮演着重要的角色（图70）。

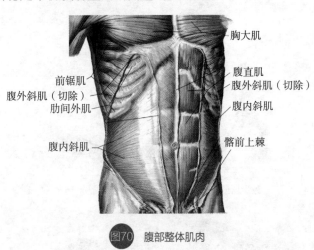

图70　腹部整体肌肉

生活中，可以从妇女怀孕的过程中发现这一问题。许多孕妇都会喊腰酸腰痛，因为怀孕后腹部会迅速增大，孕妇挺着个肚子，靠后仰上身的姿势维持人体的平衡（图71），女性的肌肉普遍不强壮，加之腰椎过曲，前后的肌肉不平衡而出现腰部的酸痛。从孕妇的姿势中我们不难发现，这是一个容易使腰椎滑脱的姿势。而一个腹部肥胖的人，情况也是如此。通过平板支撑（图72）等方法的腹部锻炼，就会拥有更强壮的腹肌和腰大肌来平衡腰部的竖脊肌，从而改变腰曲过大，尽量保持腰椎序列的稳定，滑脱的趋势得以改善。

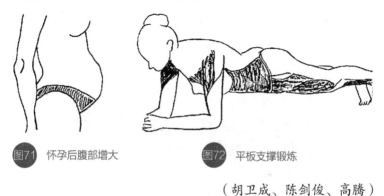

图71　怀孕后腹部增大　　　　图72　平板支撑锻炼

（胡卫成、陈剑俊、高腾）

25. 为什么同为腰椎滑脱症但牵引方法不同？

答：一般腰痛牵引的主要原理是通过拉力对腰背部紧张的肌肉进行拉伸从而使其放松，同时对部分韧带有拉长作用，使得腰部周围的软组织活动变得更加"轻松"，从而缓解症状（图73）。而对于腰椎滑脱症的治疗以调整异常的腰椎曲度使其复位为主，主要是运用四维牵引调曲法（图74）。与一般的骨盆牵引不同的是，通过牵引下肢，也就是调动了腰大肌对腰曲内在的作用力来平衡脊柱两侧的肌力。当然在使用该法时需要辨证应用，并要密切注意患者的自我感觉。运用仰卧双下肢悬吊的三维牵引的作用是调整腰骶部（即腰骶枢纽），改善腰曲加大以消除腰骶前倾力（图 74C）；俯卧悬吊的四维牵引的作用是调整胸腰段（即胸腰枢纽），恢复或改善腰椎生理曲度（图 74D），可使上段腰椎反弓复位，减少上段腰椎前倾分力，恢复或改善椎体生理曲度，使腰椎受力达到生理平衡，从根本上解决腰椎曲度的紊乱问题，使移位的椎体复位（图 75）。

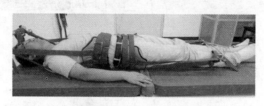

图73　一般的仰卧位骨盆牵引

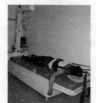

A.一维牵引调曲法

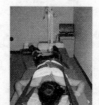

B.二维牵引调曲法

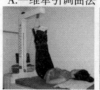

C.三维牵引调曲法

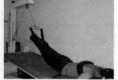

D.四维牵引调曲法

图74　四维牵引调曲法

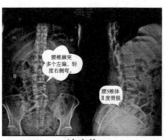

治疗前

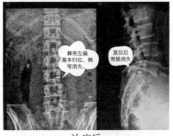

治疗后

 中医整脊治疗滑脱前后的对比

（胡卫成、陈剑俊、高腾）

26. 为什么腰椎滑脱症患者需要佩戴腰围？

答：为了支撑腰部肌肉力量，维护腰椎的稳定性，一般会建议腰痛患者佩戴腰围（图76）。对于腰椎滑脱症患者，腰围可以通过增加腹部压力来降低腰椎的压力，使上半身的重量直接传到骨盆，减轻腰椎负重，避免滑脱加重，还可以适当地限制腰椎活动范围，对滑脱也有一定的作用。腰围有软（弹力）

硬之分，使用不尽相同。普通弹力腰围的支撑力不如硬腰围（图77），但优势在于柔软舒适，不会磨伤皮肤，并且不会影响腰椎的活动范围，可以在几乎任何时间佩戴，最重要的是不影响锻炼。而根据病情需要，有些可以使用内有弹簧的特殊腰围（图78），值得注意的是，长期佩戴腰围可能会使慢性腰痛患者产生依赖心理，对腰骶部肌肉力量会产生负面影响。因此建议连续佩戴时间不要超过6个月，或者间断性佩戴。要求患者卧床时不能佩戴，同时应配合腰椎功能锻炼，以防腰部肌力下降。

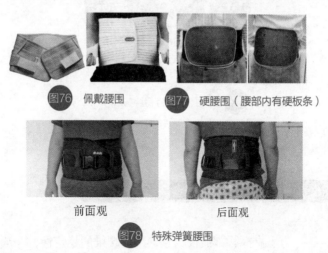

图76 佩戴腰围　　图77 硬腰围（腰部内有硬板条）

前面观　　　　　后面观

图78 特殊弹簧腰围

（李健、陈剑俊、高腾）

27. 为什么腰椎滑脱症的治疗需要辨证服中药？

答：腰椎滑脱症，属于中医"腰痛病""痹证"的范畴。痹证的成因有一句很有名的医话："风、寒、湿三气杂至，合而为痹也。"也就是老百姓常说的"寒气重、湿气重"。在日常劳作中，尤其是对户外劳作或工作环境潮湿阴冷的人而言，寒湿邪气的侵入几乎无法避免。风、寒、湿邪气长期羁留在腰部，容易引起局部的气血不畅、经络不通，发展为各种严重的腰部疾病。因此，服用中药的目的是为了从身体内部祛除致病邪气，消除根本病因，不仅针对腰椎滑脱症，对于其他"腰痛"也是一样。

导致腰椎滑脱的成因有多种，在临床上不能一概而论，每个人腰痛的原因、症状、加重的因素也都不一样，腰椎滑脱症在中医分为六个证型：风湿痹阻证、寒湿痹阻证、湿热痹阻证、气滞血瘀证、肾阳虚衰证、肝肾阴虚证。正因为在临床上分有不同的证型，故而腰椎滑脱的中药治疗更需要辨证论治（图79）。

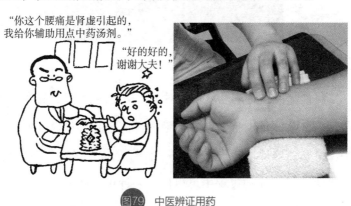

图79　中医辨证用药

（王云法、陈剑俊、高腾）

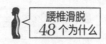
28. 为什么单纯针灸治疗腰椎滑脱症效果不佳?

答: 针灸是治疗脊柱劳损疾病常见的方法之一, 具有很好的群众基础, 许多"腰痛"患者是很乐意接受针灸治疗的。从传统中医理论而言, 针灸以疏经通络、调节阴阳为目的, 在基于中医辨证的基础上应用, 对于多数"腰痛"患者是有效的（图80）。

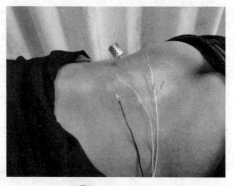

图80 针灸治疗

目前临床上普遍的认识是对于"功能性病变", 针灸可以调整松弛紧张的肌肉, 改善血液循环, 消除疼痛感, 但对于腰椎滑脱症这种"结构性病变"则"心有余力不足"。针灸在治疗腰椎滑脱症的过程中可以作为一种很好的辅助手段, 用以改善局部气血运行状态, 疏通背部经络, 降低关节内压力, 解除肌肉紧张, 缓解疼痛症状。但是, 无法通过针灸直接起到调整腰椎曲度、恢复移位的椎体或是改变腰椎异常结构位置的目的。腰椎滑脱症的患者，遵循韦以宗教授《中国整脊学》中提出的"理筋、调曲、练功"三大治疗原则，通过中医整脊的系统调整后，很多患者不用做手术也可以使紊乱的腰曲改善、滑脱的椎体复位，从而达到消除临床症状的目的（图75）。

（魏文广、陈剑俊、高腾）

29. 为什么腰椎滑脱症患者不可盲目接受正骨推拿？

答：按摩正骨作为一种常见的治疗方法，在广大人民群众中的接受度非常高，具有舒适、效果确切的优势，对常见的各种"腰痛"确实有效。但对于脊柱曲度不好，有腰椎滑脱症的患者，盲目按摩正骨则可能会引发严重的后果。部分腰椎滑脱症患者因为存在骨性结构的改变（如椎弓根的断裂），在操作者不完全清楚病情的情况下盲目地按摩，可能会因按压手法过重，引发病变的腰椎移动，使得腰椎更加不稳定，病情加重（图81）。正骨手法需要瞬间发力扳动腰椎，与操作者对疾病的判断以及手法习惯有很大的关系。所谓"盲目"，一是没有影像学检查，二是没有对疾病的准确判断，三是非专业医疗人员操作。以上情况都有可能因为治疗不当直接损伤或者破坏椎弓根，导致峡部骨折，加重腰椎滑脱症甚

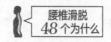

至出现瘫痪的症状。在临床上，也确实会碰到因为盲目按摩正骨导致严重后果的案例（图82）。

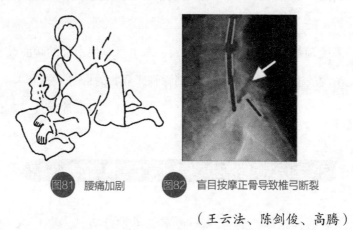

图81 腰痛加剧　　图82 盲目按摩正骨导致椎弓断裂

（王云法、陈剑俊、高腾）

30. 为什么腰椎滑脱症患者要避免脊柱受到纵向垂直力的作用？

答：人类不同于四足动物的主要特点就是直立并行走，针对腰椎滑脱症患者而言，脊柱受到来自纵向垂直力的作用（比如搬重物、跑跳等），则会增加腰椎的垂直负荷压力，并且远远超过人的体重产生的压力。这种压力无异于雪上加霜，可能直接导致相关韧带的损伤或椎弓根峡部断裂，对于已经处于腰椎不稳的滑脱症患者而言是非常危险的。

事实上，任何高强度的负重运动均会导致腰椎滑脱症患者的病情加重，都应避免。并且腰椎滑脱症无论是非手术还是手术治疗后，都需要很长时间的休养以及正确的功能锻炼才能恢复日常的生活和工作，盲目或者过早的运动都是很危险的。腰椎滑脱的患者不宜搬重物，搬物时，一般在佩戴腰围的保护下采用下蹲直立法（图83）。对于腰椎滑脱的患者，如果X线照片显示腰曲加大了，可采用弯腰、抱膝滚床（图28）等过屈为主的功能锻炼来恢复腰背肌功能，纠正腰曲加大的异常情况，以维持椎体间的稳定。

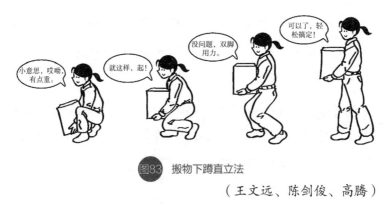

图83 搬物下蹲直立法

（王文远、陈剑俊、高腾）

31. 为什么腰椎滑脱症患者不可久行、久坐或久站？

答：由于地球引力的作用，腰椎主要承受垂直方向上的作用力即重力。腰椎滑脱的椎曲多是加大的，使得人体重心前移（图84）。在正常生活工作中，坐和站是人主要的两个姿

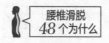

势，古人就有"久立伤骨""久坐伤肉"之说（《素问·宣明五气》）。腰椎滑脱症患者，由于滑脱这个隐患的存在，加之滑脱椎体周围软组织的损伤，久立对其而言则更是不堪重负了；而久坐的危害在于会影响软组织的血液循环，使已经劳损的肌肉韧带不堪重负，尤其是腹腔内脊柱两旁的肌肉更为明显，还会出现挛缩粘连等。此外，随着久坐久站时间的增加，人体的重心也会慢慢前移，重力全部落到滑脱的椎体前方，并在该处形成更大的"下坠力"。失去软组织保护的椎体将不得不依靠椎弓根峡部来抵挡这种逐渐增加的"外力"，进一步的损伤就会发生，因此对于腰椎滑脱症的患者而言，久坐久站都是不可取的（图85）。最好的办法是：每个体位都不要超过一个小时，交替轮换改变姿势，并在专业整脊医师的指导下坚持正确的锻炼。如果确实需要久行、久站或久坐的体位（如坐车等），应科学地佩戴使用合适的腰围。

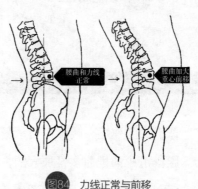

图84　力线正常与前移

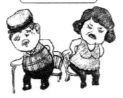

咱们腰椎滑脱了，
久行、久站都会加
重，真难受啊！
可怎么办哦？

图85　久坐久站久行则加重病情

（胡礼、陈剑俊、高腾）

32. 为什么腰椎滑脱症患者中有些向前滑脱或向后方滑脱，而有些则向侧方滑脱？

答：人体脊柱整体的稳定性不仅取决于本身骨、关节和其附着的肌肉、韧带及关节囊等软组织在结构上的完整性，同时还取决于它们相互间在功能上的协调和平衡固护作用。一方面，肌肉、韧带及关节囊的柔韧性可以使得相邻的椎体有较小的活动范围；另一方面，脊柱所有的椎体在协调力的作用下，可以使得脊柱有较大范围的活动度，从而满足人体生活与工作的需求。

举例来说，我们可以形象地将脊柱比喻为一座铁塔，一块脊椎骨就如同一根钢铁，椎体间相连的关节突关节就如同将每一根钢铁链接起来的结合部件，铁塔的稳定性不仅取决

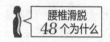
于每根完整的钢铁，还取决于每一个结合部组件的完整性。那么现实中这样就可以让一座铁塔牢固地耸立起来吗？显然不是。大家会有这样的常识，每一个铁塔的四周都有一根钢丝绳呈对角的牵拉固定于地面，只有这样，铁塔才可以稳稳地竖立起来。而就脊柱而言，其稳定的原理同样需要附着在脊椎骨上的肌肉和韧带等软组织的固护。这就是人体骨架的核心结构——脊柱，我们常常会用"脊梁"来形容某个起巨大担当作用的角色！

然而，生活在地球上的人毕竟是生物体，各种日常运动都需要肌肉韧带的功能来完成，由此就会造成肌肉韧带的劳损，并日趋严重，尤其是某些特殊性姿势，如长期单侧肢体使用过多，会使得脊柱一侧肌肉韧带的劳损明显多于对侧，日积月累，使得各椎体开始向"剪应力"大的一侧旋转，继而偏离正常状态，出现脊椎曲度的异常（紊乱）。由于骨牌效应则引发多个椎体的旋转，会出现脊柱侧弯，上述一系列的病理改变如椎体旋转、椎曲紊乱、脊柱侧弯就更加重了一侧肌肉韧带及骨结构的劳损与退变，甚至导致负荷较大的下腰段椎体的椎弓峡部断裂和肌肉韧带的松弛等情况出现，继而进入一种恶性循环模式。由于椎体的结构是椭圆形，椎曲的改变，各椎体所承受应压力的剪应分力失衡，促使椎体离开原来的位置而出现滑脱。

当腰椎的曲度加大时，脊柱后面（医学上称背侧）肌肉韧带的力量会小于前面（腹侧）的力量，椎体承受应压力的前分力增大，则椎体向前滑脱（图61、图62）；当腰曲变小甚至反弓时，即后方的两侧肌肉生物力大于前方两侧生物力时，会出现腰椎后滑脱（图59）；当肌肉韧带劳损致使脊柱左右侧的力学失衡时，多个椎体旋转而失稳会弯向一侧而出现侧方的滑脱（图58）。

据临床观察发现，前滑脱以第4~5腰椎多见，后滑脱以第1~3腰椎多见，侧方滑脱以第2~4腰椎多见。需要说明的一点是，椎体整体约呈椭圆形结构，椎体的旋转位移是冠状位和矢状位复合力的作用，故移位不是前、后、侧方单纯移位，如在前滑脱的同时，也伴有一定程度的侧方位移，只是幅度较前方小。

（李明亮、高腾、陈剑俊）

33. 为什么部分腰椎滑脱症患者会出现颈项不适、头昏晕、上肢麻木等颈椎病症状？

答：人体脊柱是一个有机的整体，脊柱的四个生理弯曲是开始直立行走后慢慢形成的，且颈腰曲前凸，胸骶曲后凸。脊柱的运动规律是圆运动规律，附着于脊柱骨上的肌肉韧带形成了一个平行四边形，人体的重心轴线同平行四边形的对角线相重合（图86）。

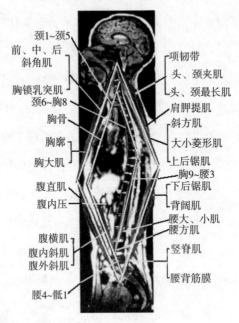

颈1~颈5
前、中、后斜角肌
胸锁乳突肌
颈6~胸8
胸骨
胸廓
胸大肌
腹直肌
腹内压
腹横肌
腹内斜肌
腹外斜肌
腰4~骶1

项韧带
头、颈夹肌
头、颈最长肌
肩胛提肌
斜方肌
大小菱形肌
上后锯肌
胸9~腰3
下后锯肌
背阔肌
腰大、小肌
腰方肌
竖脊肌
腰背筋膜

图86 脊柱轮廓矢状面动力平行四边形几何图形及其四维组织

"中医整脊之父"韦以宗教授通过悉心研究，发现了维持脊柱平衡的力学结构呈一个平行四边形，并总结提出了"脊柱轮廓平行四边形平衡理论"，用此理论深刻地阐明了脊柱在运动和静止状态下的力学平衡原理，并在临床上从脊椎病态变化证实了此力学平衡结构！造成腰椎滑脱的基础是峡部裂，根本原因是椎体旋转，根据"脊柱平行四边形平衡理论"，腰椎旋转，胸椎反向旋转而致颈椎椎体旋转，逐步出现颈曲异常，椎曲异常，椎管及椎间孔空间改变，穿行于其中的神经受压，从而出现上肢、肩背部麻木症状；颈椎曲度异常，穿行于其中的椎动脉受压，头部供血不足而出现头晕症状，严重者可出现晕厥！值得说明的是，颈椎管较腰椎管空间小，但容纳的东西较多，颈椎椎体小幅度地旋转，椎曲小幅度地改变，就容易出现症状。

（李明亮、高腾、陈剑俊）

34. 为什么腰椎滑脱症受凉会加重？

答：在日常生活中大家会有这样的体会：腰部受凉会诱发腰痛，在临床上也经常会有腰椎滑脱症患者由于风寒所致病情复发或加重，那么为什么腰椎滑脱症受凉会加重呢？从中医的角度分析，《黄帝内经》上说："风、寒、湿三气杂至，合而为痹也。其风气胜者为行痹，寒气胜者为痛痹，湿气胜者为着痹也。"意思是说，人体正气不足时，风、寒、湿等外邪会侵袭人体，导致经络闭塞，气血不通，不通则痛。用现代医学来解释，人体免疫力低下时，腰部受寒可导致人体腰背部肌肉出现不同程度的紧缩、痉挛，进而促使骨关节及椎间盘内压力增高，影响腰椎活动度；同时，受凉后人体表层竖毛肌收缩，脊背的肌肉出现紧张，腰部血液循环就会减慢，人体神经系统对外界刺激的敏感性加强。二者交互作用，使得已经有错位的椎骨之间的连接变得更加松弛不稳定，腰部疼痛等症状加重。所以做好腰部局部保暖非常重要，

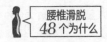

尤其是腰椎滑脱症的患者更应根据气温变化增减衣物。

（王丽英、高腾、陈剑俊）

35. 为什么练功在腰椎滑脱症的治疗中有重要意义？

答：人体脊柱的稳定，有赖于其周边肌肉和韧带等的协调平衡，使脊柱的曲度维持在正常范围之内，在这种情况下，脊柱内在的脊髓和周边伴行的神经及血管等也都处于顺畅的走向和功能良好的状态。而腰椎滑脱症就是出现了人体脊柱前后左右肌力的不平衡，常常是前松后紧的状态。大多腹部过大者，如肥胖的中年女性和有啤酒肚的男性，以及有久坐等不良生活习惯者，由于地球引力的作用而出现腹部的下坠（图87），为了维持人体的平衡，背及腰骶部的肌肉就要紧绷来牵制，甚至大腿后侧的肌肉也会参与这一行动，往往会有酸痛感，外形上就有肚子前凸和屁股上翘的表现（图87），导致腰椎曲度加大和骨盆前倾（图88），这种情况到达一定程度就会造成下腰段椎体作用力的交汇点即腰椎峡部的断裂。所以，想要纠正腰椎滑脱症这种腰曲紊乱的状态及临床上疼痛、麻木、无力或感觉障碍等症状，必须要通过纠正脊柱周围肌群的失衡来恢复腰椎的曲度，并保持正常的生理曲度状态。因此，正确的练功在腰椎滑脱症治疗的整个过程和后期的巩固中都有非常重

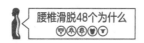

要的意义，特别强调的是在患者可以接受的情况下，应尽早开始相应的功能锻炼（图28）。不过这里需注意的是，腰椎滑脱症的锻炼方法也需要根据腰椎曲度来"辨证论治"，即锻炼方法也会因人而异的，即使同一个患者在不同的疾病阶段也会不同，故需在专业医师指导下进行。

另外，大家必须要知道，练功是巩固疗效的关键，临床上滑脱复位后复发者，多因疏于练功导致。

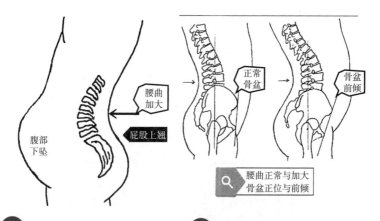

图87 腰曲加大，腹部下坠，屁股上翘　图88 腰曲与骨盆的正常与异常情况对比

（林建南、高腾、陈剑俊）

36. 为什么说腰椎滑脱症可以进行中医整脊治疗？

答：腰椎滑脱症最主要的表现便是腰椎曲度异常。究其原因，是人体脊柱出现前后左右肌力拮抗的不协调。因此，腰椎滑脱症是脊柱周围肌力失衡和脊柱结构改变引起的一系列综合症状。所以，在治疗上，需要从整体观念角度出发，通过调整脊柱的曲度来"拨乱反正"，并纠正移位椎体，恢复腰椎的曲度，才能使脊柱重新形成统一平衡的整体。在整个治疗过程中，调整脊柱的曲度是治疗腰椎滑脱症的关键，同时必不可少的是调整以腰大肌为主的周围肌群。中医整脊治疗学的治疗原则便是"理筋、调曲、练功"，就如同树歪了，要通过松土、扶正、夯实三个步骤一样，即临床治疗上结合现代脊柱功能解剖学和脊柱运动生物力学，以理筋（松土）为前提，以调整肌肉韧带平衡、调曲（扶正）为核心，以纠正腰椎曲度为目的，练功（夯实）为增强及巩固疗效的重要措施，整体治疗脊柱疾病。因此，腰椎滑脱症完全可以通过中医整脊来进行治疗（图89）。

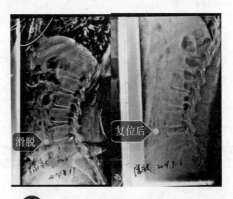

图89　中医整脊系统治疗滑脱的前后对比

（林建南、高腾、陈剑俊）

37. 为什么在下腰部摸到明显凹陷提示可能是腰椎滑脱?

答: 经验丰富的中医整脊科医师会在诊断前进行一些必要的检查。对于腰椎滑脱而言,有一个检查是比较有提示意义的,就是用手指从上到下触压腰背部中线区域(脊椎棘突连线)。在检查中发现棘突序列排列不规律,在该出现棘突的地方出现了明显的凹陷(图90),就像少了块骨头一样,我们就称之为"台阶感"。一般情况下,触摸棘突时,沿着正中线向下滑行触摸,感觉腰棘突是平滑的,只有当腰椎向前或向后滑脱的时候,才会感觉到有"台阶感",所以当触摸到台阶感时就要注意了,如果在这个区域同时存在按压疼痛,轻轻左右摇摆棘突时发现活动的范围比较大,就要高度怀疑腰椎滑脱了。

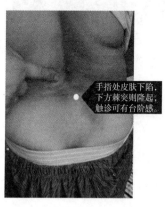

手指处皮肤下陷,下方棘突则隆起,触诊可有台阶感。

图90A 站立位

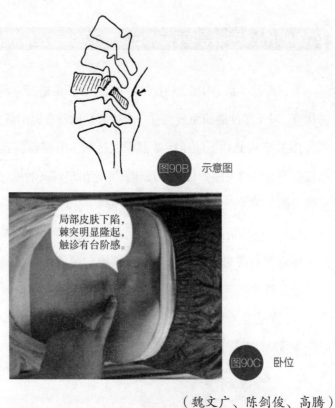

图90B 示意图

局部皮肤下陷，
棘突明显隆起，
触诊有台阶感。

图90C 卧位

（魏文广、陈剑俊、高腾）

38. 为什么说腰椎滑脱和腰椎滑脱症有区别？

答：就腰椎滑脱症的定义而言，要从三个方面来说明：
第一就是腰椎椎体骨关节的完整性（主要是椎弓峡部）是否
遭到破坏；第二则是腰椎的曲度是否出现异常紊乱的改变；

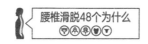

第三就是有否腰腿痛等一系列的临床表现。

　　首先究其椎弓峡部遭到破坏的原因，多是由于长期久坐、弯腰或负重等慢性劳损因素的日积月累或外伤作用，致使腰椎椎体一侧或双侧椎弓的峡部（多好发于下腰段负荷较大的第4、第5腰椎）出现骨质不连续，甚至完全断裂（图3），个别则因先天发育不全或畸形（椎弓峡部未骨化）而发生断裂。其次，在此基础上，一旦腰椎的曲度再有紊乱出现时，则腰椎后关节会不稳定，伴随脊柱周围肌肉韧带生物力学的失衡达到一定程度，腰椎的椎体就会出现旋转移位，即椎体离开了原来正常的位置，表现为上下椎体不吻合而出现错位，这种病理现象就称之为腰椎滑脱（谓之真性腰椎滑脱）。还有一种情况就是有些人的骨质结构比较好，同时肌肉和韧带的柔韧性也非常好，就是适应的空间比较大，这样虽然也有脊柱周围肌肉韧带生物力学的失衡，并出现上下椎体的不吻合即错位，但椎弓峡部没有被破坏（谓之假性腰椎滑脱），此时，无论是真性还是假性的腰椎滑脱（图11），如果能够对紊乱的腰椎曲度进行及时的纠正，使之恢复并维持在正常的范围之内，则不会给患者带来异常不适和痛苦。反之，如果病情进一步发展，在此过程中造成椎间孔（甚至椎管空间）相对狭窄（图8），引发穿行于其中的脊神经、马尾神经、血管受到刺激或压迫，则出现单侧或双侧腰腿痛等一系列临床症状，我们就称之为腰椎滑脱症。所以真假滑脱是两个概念，主要区别在于椎弓根是否断裂；而腰椎滑脱和腰椎滑脱症也有不同，主要区别就在于是否产生了临床症状。

（高腾、陈剑俊）

39. 为什么腰椎滑脱症患者往往伴有大腿后部肌肉紧张?

答：腰椎滑脱症患者多数都伴有骨盆前倾的情况，在体型上的表现就是通常所说的前凸后翘，即肚子太大和屁股太翘（图87）。人体的神奇又让我们惊叹，就拿这种情况来说，由于人是直立行走的，因为过重的腹部产生的下坠力，诱发了人体的自我平衡调节机制，即为了尽量让骨盆维持在正常位置避免前后失衡，就会动员大腿后部的肌群，主要是腘绳肌的家庭成员，包括半腱肌、半膜肌和股二头肌，从后方拉住骨盆以拮抗前突的将军肚（图91），这种情况是人无意识的

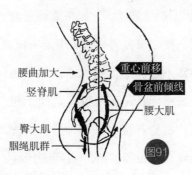

腰曲加大
竖脊肌
臀大肌
腘绳肌群
重心前移
骨盆前倾线
腰大肌
图91

内在本体反应，由于这样的长期牵拉用力，会使大腿后部的肌肉持久处于紧张的状态，尤其是在长时间站立或行走之后，往往会出现酸痛不适，容易产生劳损。这种人体调节过

程就是《中国整脊学》中的"脊柱轮廓平行四边形平衡理论"
（图86）。同理，这种腹部过重的情况也会导致背部肌肉的异常
过度紧张，继而出现背部的酸痛不适。此外，严重的腰椎滑脱
如果刺激到下腰段椎管内的马尾神经，会加重大腿后部肌肉的
痉挛。所以经常出现大腿后部不舒服的腰痛患者，可能要考虑
是否存在腰椎滑脱。

（魏文广、陈剑俊、高腾）

40. 为什么腰骶关节病等下腰痛容易发展为腰椎滑脱？

答：临床上一般将有明确诊断的腰椎疾病如腰椎间盘突
出症、腰椎管狭窄症、腰椎滑脱症等疾病进行独立诊断。而
下腰痛是以患者表现在腰椎下部腰痛为主要临床症状的一类
与腰椎劳损性病变有关疾病的简称，以腰骶关节病为常见。
腰骶关节病是指由于腰骶关节突关节的创伤、劳损或先天性
结构异常而引发的关节损害所导致的下腰痛。那么这又和腰
椎滑脱症有怎样的关系呢？

从解剖结构上来讲，腰骶关节位于活动度较大的腰椎与
活动较少的骨盆（即腰椎生理前凸与骶椎生理后凸）的交接
处（图43），是脊柱运动的枢纽关节之一，为人体躯干和下肢
的桥梁。腰骶关节面为前后的冠状位，受脊柱载荷影响，在

此容易形成对关节面的破坏力，造成关节面硬化、增生。由于某些使得脊柱力线改变的因素如创伤、劳损、腰椎间盘退变、发育异常、腰椎手术等的作用，腰骶关节突关节的承受负荷增加、活动度改变，更易对关节产生损害，导致腰骶关节的关节面变形加重。从功能上来讲，由于地球引力和人体直立的关系，人体上身重量通过腰骶部传导到骨盆及下肢，该处负重大，活动多，遭受外伤机会较多，腰部急性损伤包括肌肉、韧带扭伤，多发生于腰骶关节或骶髂关节部（图43）。而且体重越大腰骶部受力越大，此处的椎间盘更易被压扁（椎间盘膨出退变），使得关节突关节松动不稳，下位椎间小关节即骶椎的上关节突就会上移，出现神经通道椎间孔变窄，压迫神经根而致下腰痛等临床不适，同时还可能顶压腰5椎弓峡部，造成峡部损害和引发椎弓峡部裂，继而可能发展为腰椎滑脱。

（高腾、陈剑俊、李明亮）

41. 为什么腰椎任意某个节段经皮椎弓根钉固定术后均不宜施行腰骶侧扳法和腰椎旋转法？出现相关症状怎么办？

答：腰椎的经皮椎弓根钉固定术，是手术治疗腰椎滑脱症的方法之一，在临床上以下腰段为多见（图92），在某种程度上来说手术本身就是双刃剑，一方面通过固定失稳的腰椎可以起到治疗的作用，另一方面破坏了椎骨的完整性，对骨关节等组织也有一定程度的损伤，同时也改变了胸腰段直到腰骶关节这段脊柱的力学结构。

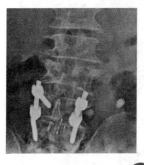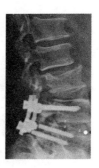

腰骶侧扳法和腰椎旋转法是中医正骨中最具代表性的手法（图93、图94），主要通过对腰骶枢纽关节侧位扳压和腰椎骨关节的作用，使腰椎后关节和骶髂关节粘连得到松解并使之复位，调节关节突关节的紊乱和椎体倾斜。

对于正常的腰椎而言，关节是可以活动的，这也是进行腰骶侧扳法和腰椎旋转法的先决条件。而已经行椎弓根钉固定术的腰骶关节，由于腰椎应力的改变，侧扳法和腰椎旋转法极易引起腰椎术后邻近椎体关节的损伤，力量过大甚至可能导致手术椎体自身的损伤，出现雪上加霜的严重后果。也有导致椎弓根钉松脱的风险，因此不宜施行此法。

如果出现腰腿痛、双下肢不等长等临床表现时，可以采取腰部的药熨（图95）或熏蒸、针灸，也可以配合局部的小针刀松解减压等治疗，或配合辨证论治的口服药物来缓解。

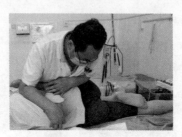

图93 腰骶侧扳法

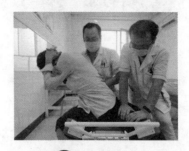

图94 腰椎旋转法

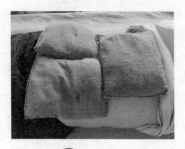

图95 药熨法

（高腾、陈剑俊、李明亮、林建南、王丽英）

42. 为什么腰椎任意某个节段经皮椎弓根钉固定术后不适用仰卧骨盆牵引法？出现相关症状怎么办？

答：腰椎经皮椎弓根钉内固定术即大家所熟知的"微创手术"，是目前国际上治疗腰椎滑脱症、腰椎失稳症等脊柱疾病的一种手术方式（图96），其优点是切口小，创伤出血少，且无需广泛切开肌肉韧带等软组织，从而避免了肌肉软组织剥离过多所导致的迟发性脊柱不稳。由于手术创伤小，术后患者恢复快，可以早期下床活动，为腰椎滑脱患者术后的功能锻炼提供了有利的条件，因而易被患者所接受！

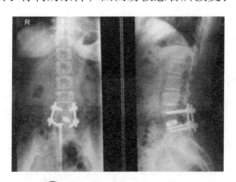

图96　腰椎经皮椎弓根钉内固定术

《中国整脊学》中论述导致腰椎椎体位移的基础是腰椎峡部退变、断裂及关节囊的松弛，而引发位移的根本原因是腰椎曲度异常，腰椎力学结构的改变！通过椎弓根钉固定术，

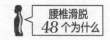

虽然可以稳定断裂的椎弓，但是也因相邻椎体的被固定而使腰椎活动度受到一定的限制。

仰卧骨盆牵引法是指仰卧位，通过牵引带而对脊柱单一的沿纵轴方向（头脚相反方向）对抗牵拉，调整腰椎骨关节紊乱的方法（图73）。

腰部牵引时，腰大肌、腰方肌、髂腰韧带、竖直肌、腰背筋膜、后关节囊、椎间盘及其他筋膜韧带受到牵拉，而腰背筋膜、髂腰韧带均附着在腰椎椎弓上。椎弓位于椎体后方，包括椎弓根，椎板，上、下关节突，棘突和横突7个突起。人在仰卧位时，腰椎曲度会较站立位和俯卧位时减小，腰椎后关节因重力原因而略松弛，牵引时背侧肌肉韧带受到牵拉，椎间隙及后关节囊松开，致使椎弓部受力突然增加，导致钉子被动牵拉而松动，严重时可使钉子断裂，故而不宜做仰卧位骨盆牵引！

患者若再次出现下腰痛，特别是一侧或者双侧的臀部、下肢放射样疼痛时，应及时到医院行放射检查，判断椎弓钉是否有松动，或者是断裂。排除之后可行中药外敷（图95）、针灸治疗，同时可根据腰椎曲度异常情况，做功能锻炼，平日佩戴腰围以起辅助作用！

（李明亮、高腾、陈剑俊、王丽英）

43. 为什么腰椎任意节段融合术后不适宜用二维、三维和四维调曲牵引法？出现相关症状怎么办？

答：腰椎融合术是指通过手术方法，使相邻腰椎之间发生骨性结合，从而重新建立并维持腰椎椎体之间的稳定性。二维调曲法（图74B）是指俯卧位骨盆牵引的同时外展患肢牵引，以达到调整腰椎痛侧椎间孔间隙的目的，又称"俯卧骨盆加痛肢外展牵引法"；三维调曲法是指仰卧在治疗床上，通过悬吊牵引双下肢，以调整腰骶角变小或腰骶关节粘连、移位的牵引法（图74C）；四维调曲法是指俯卧在治疗床上，通过双下肢及腰部过伸悬吊牵引的方法，调整双侧腰部筋膜和肌肉的平衡，以达到改善或恢复腰椎生理曲度的目的（图74D）。

当腰椎某个节段完成融合术后，胸腰关节到腰骶关节这段脊柱的力学结构已经改变，融合的节段固定而无法活动，所以二维、三维和四维调曲法均起不到改善腰曲的作用。相反，如果方法不当，还有可能导致融合节段与相邻未融合椎体的损伤，甚至出现椎体的滑脱以及钢板断裂的风险，所以腰椎融合术后慎用上述调曲牵引法。

如果腰椎融合术后患者出现慢性腰痛、腰臀腿部酸胀乏

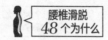
力症状时，可以采取局部药熨（图 95）或熏蒸、针灸等以改善局部微循环、活血通络治疗，也可以配合局部小针刀松解减压等措施，配合辨证论治的口服药物等综合方法治疗，对脊柱曲度有矫正效果的正脊骨手法及调曲牵引法均要慎用。

（林建南、吴波、董成伟、高腾、陈剑俊）

44. 为什么腰 5/ 骶 1 椎体融合术后不适宜施行过伸压盆法、手牵顶盆法、腰椎旋转法和腰骶侧扳法等？出现相关症状怎么办？

答：腰 5/ 骶 1 椎体融合术（图 97）是目前临床治疗中重度腰椎滑脱常用的手术方式之一，通过手术将失稳的腰 5/ 骶

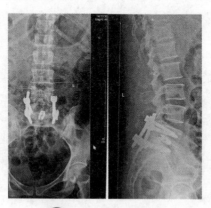

图97　腰5/骶1椎体融合术

1 椎体进行骨性结合，从而建立腰椎的稳定性，防止进一步滑脱，犹如焊接作用的效果。手术后两块骨头就合二为一，成为了一个整体，因此，腰部的活动范围也会大受影响。

过伸压盆法是指过伸患侧下肢，按压骶骨或髂骨使移位的骶骨或髂骨复位的手法（图98）；手牵顶盆法主要是通过拉动下肢，推顶骨盆使向上移位的髂骨复位的方法（图99），是治疗骨盆疾患的主要手法，也是治疗腰椎滑脱的辅助手法之一，其治疗靶点主要是骶髂关节；腰骶侧扳法（图93）和腰椎旋转法（图94）见问答41。

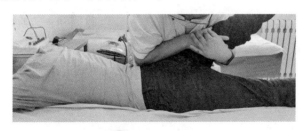

图98　过伸压盆法

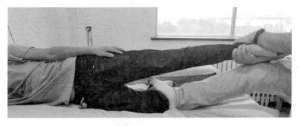

图99　手牵顶盆法

当腰 5/ 骶 1 椎体融合术后，腰骶关节的形态结构和运动力学已经改变，腰 4 与腰 5 椎间关节不能完全代偿腰 5/ 骶 1 关节的运动功能，对于正常的腰椎而言，关节是可以活动的，这也是进行上述正脊骨手法的先决条件。而对于已经融合的腰骶关节，首先这些方法已无法使其小关节产生微动，其次由于腰椎应力的改变，再行此种方法易引起腰 4、腰 5 间关节的损伤，力量过大甚至可能导致融合椎体的损伤，还可能会导致融合节段与相邻未融合椎体的滑脱以及已融合椎体固定钢板断裂的风险，所以不宜施行此法。

当出现腰下部疼痛，并有单侧或双侧臀外上方疼痛，双下肢不等长等症状、体征时，建议行骶髂部药熨（图 95）或熏蒸，也可通过针灸、小针刀进行疏通经络、松解减压，以及辨证论治的口服药物治疗，不建议运用上述三种正脊骨手法治疗。

（魏文广、王云法、胡卫成、高腾、陈剑俊）

45. 为什么腰椎滑脱术后依然会有相邻椎体继续滑脱而出现临床症状？

答：通过前面的问题，大家已经认识了椎体位移的原因，即椎体因发育异常、退变，外伤等原因是导致峡部断裂的基础，而促使椎体移位的直接原因是腰椎曲度改变后椎体生物力学的变化！通过手术的方式，虽然可以将滑脱的椎体复位固定，但是整体脊柱所承受的力学结构并未得到恢复，术中未能纠正椎曲，手术本身无法使劳损的肌肉韧带恢复至原有的弹性（韧性），后期则会继发椎管狭窄。即使手术解决了该椎体位移而引起的临床症状，但相应的椎体所受的应压力并未得到改善，反而更加增大，因为手术固定后改变了脊柱原有的力学结构，临近椎体的峡部因此而开始加速退变，直至崩裂，开始旋转（单侧峡部裂）、移位（双侧峡部裂），进而刺激、压迫相应的神经和血管，甚至椎管内脊髓受压形成椎管狭窄而出现临床症状（图100）。

《中医整脊学》中论述治疗脊柱劳损病方法的核心是通过"理筋、调曲、练功"的方法促进劳损肌肉韧带活性的恢复，

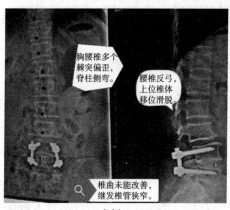

案例A

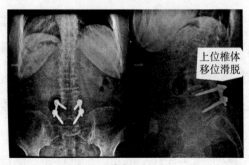

上位椎体
移位滑脱

案例 B

 X线片术后腰椎曲度的变化及上一个椎体的旋转移位滑脱

继而恢复脊柱原有力学结构，促使移位椎体归位，椎曲改善或恢复其生理状态！

（李明亮、高腾、高尚、陈剑俊）

46. 为什么腰椎滑脱术后数年会有内固定螺钉甚至钢板断裂、椎体再次滑脱，而出现临床症状反复？

这里用一个临床实际案例来讲解一下，有一位腰椎滑脱症手术后两年的患者，腰部剧烈疼痛，无法直立行走，家人陪同扶行前来就诊，表情痛苦，下腰部明显压痛、叩击痛，拍片后发现，腰椎轻度左侧弯（图101），多个椎体棘突偏歪（椎体旋转），侧位片示手术原来固定的螺丝钉断裂，第4腰椎的椎体再次滑脱（图102）。原因就是没有整体考虑，只是

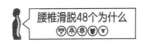
关注了局部的滑脱，而脊柱胸腰段的后凸反弓和腰椎的旋转都没有纠正，可以用"上梁不正下梁歪"来形容。所以平时人体的力量就多集中在下腰部，结果就导致内固定螺钉的断裂，出现了不该发生的情况，导致再次滑脱并发展为腰椎管狭窄症。

正确的做法是：应该尽可能纠正脊柱的异常曲度以恢复其应有的生理曲度状态，才能避免类似的情况发生。

这里友情提醒大家，就腰椎滑脱等脊柱劳损病来讲，大部分都可以通过中医整脊的非手术方法来治疗。

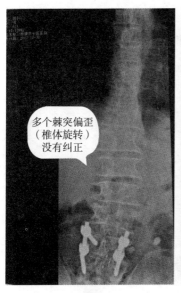

图101

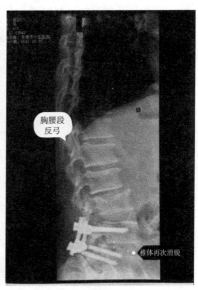

图102

（高腾、陈剑俊、王丽英、李明亮）

答：康复治疗广义来讲是指采用综合的方法以提高患者自理能力，也就是针对患者功能障碍采用多种方式、方法来进行的治疗，主要目的就是改善或恢复自身失衡的肌肉功能。就腰椎滑脱而言，其根本原因是脊柱周边肌肉力量的不平衡使得腰椎曲度改变，出现脊柱的力线不稳，进而引发椎弓峡部退变断裂，最终导致椎体的移位即滑脱。而手术治疗，多是通过椎体融合或钢板内固定等方法，尽可能使腰椎滑脱处复位固定，但往往没能恢复腰椎的生理曲度来稳定腰椎力线，也就达不到长治久安之效。所以腰椎滑脱术后必须进行个性化、适时、正确、有效的针对性康复训练治疗。通过自身锻炼使肌肉功能平衡强大，既能加快恢复又可弥补手术的不足，进一步改善腰椎曲度、恢复腰椎力线，使脊柱稳定，防止腰椎再滑脱以巩固手术的疗效。

（高尚、高腾、陈剑俊）

答：腰椎滑脱的手术是对失稳的腰椎椎体之间进行固定

或者复位后再固定的治疗，其毕竟只是内固定。有些难度大的案例，尤其是腰椎曲度明显异常的患者，多有肌肉力量不均衡的情况存在，由于腰肌的力量相对比较强大，如果没有外在的保护作用就有可能再次造成损伤，所以就有必要通过佩戴腰围等支具来加强对内固定的稳固作用（图103），同时也有保暖和缓解疼痛的效果。

　　具体的使用方法因人而异，多是在术后坐起和下床活动的时候就应该佩戴，活动范围及强度应循序渐进。腰围是保护腰部肌肉和腰椎的，一般来讲腰椎滑脱术后如果没有明显疼痛，3个月后可以去除腰围；如果有疼痛，建议还是要戴着，平时负重或劳累后也要戴着，灵活使用。

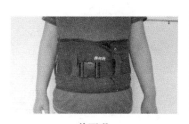
前面观

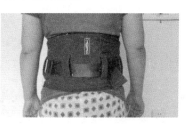
后面观

 图103　特殊弹簧腰围

（高腾、高尚、陈剑俊、李明亮、王丽英）

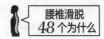

参考书目

[1] 韦以宗 . 中国整脊学 . 2 版 . 北京：人民卫生出版社，2012.

[2] 潘东华，陈文治，韦春德 . 韦以宗整脊手法图谱 . 北京：人民卫生出

版社，2011.